U0343287

晋献春青囊传薪系列丛书

# 青囊传薪

## 医论医话

晋献春 总主编

晋瑜霞 主编

全国百佳图书出版单位
中国中医药出版社
·北京·

**图书在版编目（CIP）数据**

青囊传薪：医论医话/晋献春总主编；晋瑜霞主

编. -- 北京：中国中医药出版社，2024.12

（晋献春青囊传薪系列丛书）

ISBN 978 - 7 - 5132 - 8959 - 7

Ⅰ. R249. 7

中国国家版本馆 CIP 数据核字第 20242RV532 号

---

**中国中医药出版社出版**

北京经济技术开发区科创十三街 31 号院二区 8 号楼

邮政编码　100176

传真　010 - 64405721

山东临沂新华印刷物流集团有限责任公司印刷

各地新华书店经销

开本 710×1000　1/16　印张 13.25　彩插 1　字数 187 千字

2024 年 12 月第 1 版　2024 年 12 月第 1 次印刷

书号　ISBN 978 - 7 - 5132 - 8959 - 7

定价　59.00 元

网址　www. cptcm. com

服 务 热 线　010 - 64405510

购 书 热 线　010 - 89535836

维 权 打 假　010 - 64405753

微信服务号　zgzyycbs

微商城网址　https://kdt. im/LIdUGr

官 方 微 博　http://e. weibo. com/cptcm

天猫旗舰店网址　https://zgzyycbs. tmall. com

如有印装质量问题请与本社出版部联系（010 - 64405510）

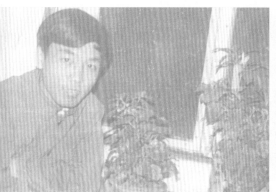

本科时在宿舍，与养的仙鹤草

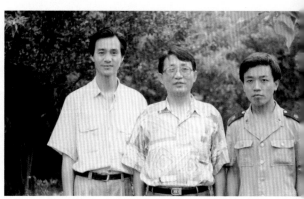

硕士入学，与硕导孙建芝教授（中）、
同门王显（左）

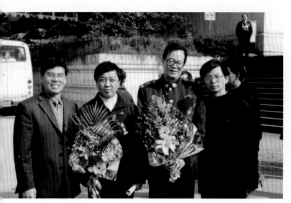

与戴裕光老师（右二）及同门

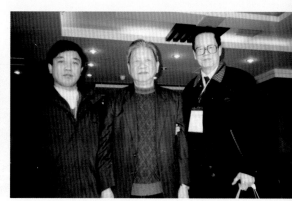

与戴裕光老师（右）、陈可冀院士（中）

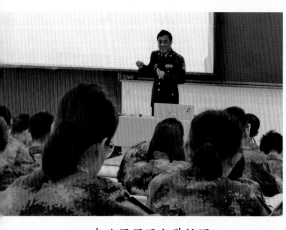

在陆军军医大学授课

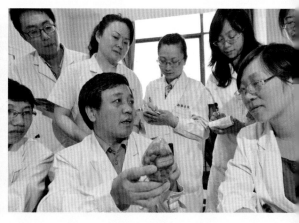

带教

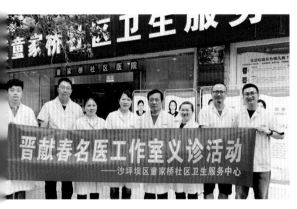
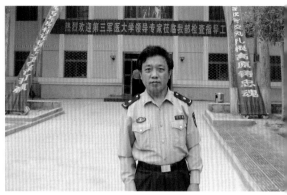

带领工作室至基层义诊　　　　　　　　　为西藏官兵义诊

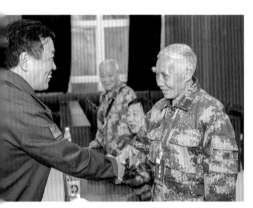
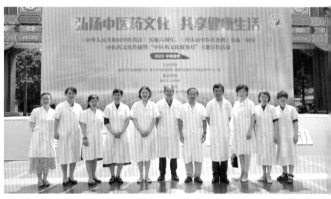

慰问"老革命"并义诊　　　　　　　　　中医药文化科普宣传

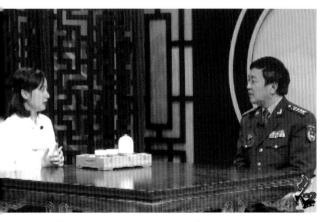
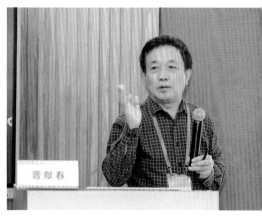

在电视节目中做健康科普　　　　　　　　研修班授课

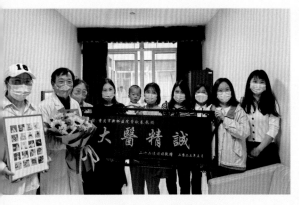

22 位宝宝有同个晋爷爷

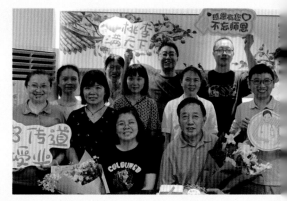

师门合影

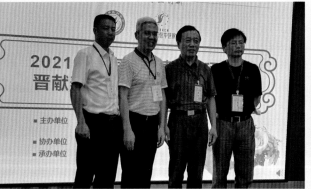

学术传承会议授课

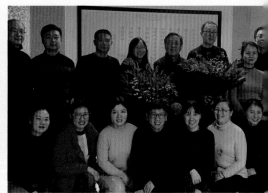

与弟子合影

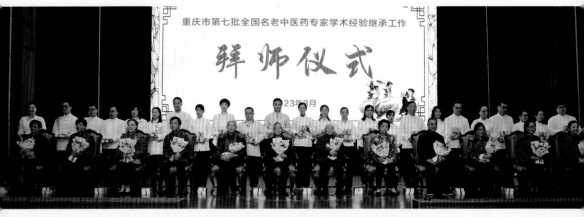

第七批全国名老中医药专家学术经验继承工作拜师仪式

# 前言

中华医药源远流长，中医药理论博大精深，学说纷呈。作为中华优秀传统文化的璀璨瑰宝，中医药学一直以来都是我国医学领域中的独特存在。它不仅积累了丰富的实践经验，还形成了系统而独特的理论体系，成为全球医学领域中一道亮丽的风景线。

中医药学之所以能够在历史长河中屹立不倒，其生命力源于它卓越的临床疗效，而当代名老中医的学术经验，正是中医药学这一独特医学体系中的智慧结晶。这些学术经验由学术思想和临证经验两大部分组成，其中学术思想是名老中医在长期临床实践中形成的独到见解和理论思考，是他们学术成就的精髓所在；而临证经验则是名老中医们在临床实践中积累的宝贵财富，是他们将理论知识与临床实践相结合的产物。

随着时代的进步和科技的发展，中医学术也面临着前所未有的挑战和机遇。在这一背景下，继承与整理当代名老中医学术经验显得尤为重要。这不仅有助于我们更好地挖掘和传承中医药学的宝贵财富，还能够为中医的创新发展提供有力的支撑。通过对名老中医学术经验的深入研究，我们可以发现其中蕴含的深刻智慧和独特价值，从而推动中医药学在现代医学领域中的广泛应用与发展。

晋献春教授为全国老中医药专家学术经验继承工作指导老师，曾获"全国百名杰出青年中医""全国中医药康复保健优秀人才""重庆市名中医"等荣誉。他出生于河南鄢陵，深受仲景学说影响，胸襟博大，视野开阔，治学兼收并蓄，在学术上重视继承并开拓创新。他在 20 世纪 90 年代即着力于中医治疗心血管疾病的研究，依据慢性心衰的病机，提出了温阳益气治本、化瘀利水治标的方法。后随军中名医戴裕光教授以全国老中医药专家学术经验继承形式潜心学习中医，并于 2000 年顺利结业，获人事部、卫生部、国家中医药管理局共同颁发的出师证书。晋献春教授在三十余年的中医临床、教学、科研工作中，先后提出"寒温同用""给邪找出路""痰、湿、水、饮，同类异形"等新观点，提高了临床疗效，完善和丰富了中医理论；并总结了"二仙参附强心汤""二仙芪苓汤""升降汤""宣降汤""茜草三物汤"等行之有效的方剂。其精湛的医术、高尚的医德，得到广大患者及同行的高度评价，在西南地区及全军有很大的影响。

为更好地继承和传扬晋献春教授的中医思想和临床经验，我们通过认真研究和总结，组织编写了《晋献春青囊传薪系列丛书》，此丛书由晋献春经验传承人在晋献春指导下结合临床实际编写而成。目前，该系列丛书第一批计划出版《青囊传薪：临证实录》《青囊传薪：医论医话》《青囊传薪：肿瘤临证精要》《青囊传薪：妇科临证实录》4 册，后续计划进一步出版以特色用方、儿科病证、外科病证、疑难杂症等为主题的书籍。

《青囊传薪：医论医话》不仅介绍了晋献春教授学术特色和在中医药领域的传承经验，还阐述了他的中医教育理念，强调理论与实践相结合的重要性，鼓励后辈们要勇于创新、敢于实践。书中后半部分，系统地整理了晋献春教授多年来临床常用的中药方剂，详细阐述了每个方剂的组成、功效、用法，以及在实际应用中的注意事项和心得体会，使得读者能够深入了解这些方剂的精髓和奥秘。同时，我们还将晋献春教授的临床诊疗特点归纳于"碎玉零玑"部分，这部分内容更是临证的精华所在，如"升清降浊、给邪出路、单纯健脾易壅滞"等，展示了晋献春教授在临证过程中独特的思维方式和处理方法。

《青囊传薪：临证实录》总结了晋献春教授治疗内科杂病的临床经验，介绍他对心脑血管疾病、消化系统疾病、呼吸系统疾病等内科疾病常用中药、方剂之应用心悟，整理他治疗诸多病证的有效病案，并对其辨证论治、特色用药等方面解析诠释。此书通过大量的临床病案分析，展示了晋献春教授治疗各类疾病的精妙之处，详细解析了他的独到理念。

《青囊传薪：肿瘤临证精要》一书总结了晋献春教授在恶性肿瘤防治方面丰富的临床经验和独特的理论见解，介绍了中西医结合治疗肿瘤的诊法方案，同时附以病案举隅，将中医药与西医学的手术、放化疗相配合，辨病与辨证相结合，最大限度地提高肿瘤患者的生存率、临床治愈率及生存质量。书中对晋献春教授治疗肿瘤的多种理念和原则如"扶正养生""将病早治""扶正防转""木耳理论""抓主抓独"等进行了阐述，为中医临床治疗肿瘤、提高肿瘤患者生存质量提供了宝贵的经验。

《青囊传薪：妇科临证实录》一书收集整理晋献春教授治疗月经病、带下病、不孕症、产后病及妇科杂病的临床典型案例。晋献春教授在治疗妇科疾病方面临床经验丰富，治疗效果显著，在中医妇科界享有一定声誉，被患者尊称为"妇科圣手""送子观音"。该书溯古追今，分析总结了其治疗妇科疾病的宝贵经验。

《晋献春青囊传薪系列丛书》是对晋献春教授内、外、妇、儿等各科疾病治疗经验的全面总结和提炼。我们希望通过这套丛书，能够让更多的人了解中医、认识中医、信任中医，从而让中医在现代医学体系中发挥更大的作用。

总之，当代名老中医的学术经验作为中医药学的重要组成部分，是我们继承和发展中医药学的重要资源。我们希望通过这套丛书，让更多的人了解晋献春教授的学术思想和临床经验，推动中医药学在现代医学领域中的创新与发展，为人类的健康事业贡献更多的智慧和力量。

《晋献春青囊传薪系列丛书》编委会

2024 年 4 月

献春学人,吾同乡亦河中医同窗五年,八二入校,八七业成各奔东西,距今已四十余载,上学读书之情境好似昨天,献春老同学已是"第七批全国老中医药专家学术经验继承工作指导老师"、"重庆市名中医"、军中名医,学贯中西,已是中医大家,在江城一号难求。献春勤奋好学,毕业后又师从河南名医中医内科学家、中西医结合心血管名家孙建芝教授,可谓尽得其传。其勤于临床,每周六天门诊,至今近四十年,临证精于内科,尤善心血管疾病的诊治,对疑难病亦多有心得。献春用近五年之时,集多年之心得,几易其稿编成《晋献春青囊传薪系列丛书》。书稿完成,甲辰年年初,让我写序,实乃先睹为快。"青囊"指古代医家存放医书之布袋,后因华佗之医术由青囊所装之医籍而传世,青囊便成为中医的代名词;"传"者,学问之教也;"薪"指柴火,薪尽火传,喻指思想学问、技艺代代相传。该丛书内容极其精彩,既有医论医话,更有临证实录,中西医结合,道术融合,实为中医临证不可多得之书。

医学之书尤其是临床著作不求生花妙笔,但须是临证求实有血有肉的案例。献春学贯中西,善于思考总结,用清晰的路人皆能理解的语言和逻辑,将中医学深邃的理论和复杂的临证整理为生动浅显的文字表达描述,可说是凤毛麟角。开篇医论,纵横古今,谈医理论中西,尤其"中医要精,西医要通"之论深得孙建芝老师的影响。

相识四十年来，除读书五年外与献春相聚次数不多，但每次均在研讨交流中结束，记得在毕业二十年纪念返校活动中，曾与献春漫步校园谈论经方、温病、柴桂姜的使用心得、升降散的临床妙用、心绞痛用瓜蒌薤白莫忘人参，等等，至今仍历历在目。献春每次来京或我去渝都是匆匆而来匆匆而回，其间交流甚少，也甚为遗憾。《青囊》书出，读之酣畅淋漓，医论引经据典，中西融合，发挥颇多，对学习研究中医学深有启发。医话深入浅出，皆为临证所得，如枇杷叶剂量小于15g功效大减；土牛膝能够利咽喉；车前草剂量小能宣肺，剂量大方利水；40岁后，肝胆常有湿热，必脾胃多有虚寒，不宜轻易用苦寒；木贼草可通鼻泪管，等等。医案精选，以内科、妇科、肿瘤科等的疾病为主，编写体例科学规范，选用中医病名彰显中医学理。此皆非真临床家不可得。

行医四十载，年过半百，学验俱丰，贺献春笔耕不辍书千古，著作付梓润四方。


首都医科大学附属北京中医医院院长　刘清泉

2024 年 3 月 6 日于北京华北宾馆

# 序二

晋献春教授乃当今杏林砥柱，为吾之挚友。吾二人于1987年毕业于河南中医学院（现河南中医药大学），后虽分处南北两地，但常以研讨岐黄仁术而交流甚密。献春同学颇有古风，其治学、习医、做人、做事悉如其貌，朴实无华，严谨厚道，可谓"好学近乎知，力行近乎仁，知耻近乎勇"，其医德医术成为同侪之楷模，早已闻名云贵川等地。

献春教授好学不倦，聪颖善悟，熟谙经典，广研诸家，博采众长，推崇李东垣、张景岳等诸家，以善治疑难杂病尤其是心血管急危重症而著称医林。他是一个好大夫，对待患者不分贵贱，一视同仁，视如亲人，临证更是犹如羚羊挂角，辨证投剂，量小效显，深受广大患者信赖和赞誉。他是一个好老师，对学生更是呕心沥血，爱生如子，以身作则，言传身教。他关注中医教育的改革与发展，积极参与教材编写和教学研究工作，为提高中医临床教学质量作出了积极贡献。

献春教授既重视医经，更重视医案。医经予人以规矩，以知医之常；医案传人以治巧，以达医之变。医经与医案，犹如医学殿堂中的两座丰碑，一者载医之规矩，一者传医之巧变。在漫长的医学发展历程中，二者相辅相成，共同推动着中医学说的传承与创新。献春教授以他多年的临床经验为基础，在他本人及门人弟子的共同努力下，历经长时间的积累和打磨，终于完成了《晋献春青囊传薪系列丛书》。书中详细阐述了他多年的临床经验和理论见解，其中的"小窍门""小手段"数不胜数，如"痰、饮、水、湿同类异形""给邪以出路""湿非温不化"等。这些窍门手段精当灵活，分析精辟，见解独到，临证常有"大成效"。

本丛书纳入了献春教授从医多年的心得体会，既可供广大中医、"西学中"者学习参考，亦可供临床、科研工作者参考，同时可供中医学子们研读，为广大医学生和临床医生提供了宝贵的借鉴和学习资源。本丛书一经梓行，必能嘉惠杏林，故乐而为之序。

河南中医药大学校长　王耀献

2024 年 3 月

# 序三

人生一世，如白驹过隙，生于斯世当有利于众生，有利于国家。前人有"不为良相便为良医"之大愿力，今有献春学长不以身家温饱计，但求青囊传薪流后人之大建树。

我和献春学长早年均从师河南中医学院孙建芝教授，同年入学同年毕业。学长乃成军中名医，中央军委保健委会诊专家，中医名家风范闻名遐迩。其为人谦和而耿直，热心而乐于助人，德高而尚，术精而湛，活人无数，被患者尊称为"晋神医""送子观音"。献春学长自幼聪慧好学，成绩优异，立志学医，先后师从中原名医孙建芝教授、军中名医戴裕光教授，深得真传。其学习刻苦，博览群书，知儒道释，遵仲景方术，崇东垣脾土理法，临床四十载，杏林漾春风，桃李满天下。

《晋献春青囊传薪系列丛书》凝结了献春学长之心血，堪为珍藏传世佳作，一方一法，均源于其几十载临床实践与思考，经得起推敲，行之而有效。比如《青囊传薪：医论医话》中强调"注重辨证，抓主要矛盾""祛邪一定要给邪以出路""升清则浊降，降浊则清升""人有两欲，食欲伤脾胃，性欲伤肾，故注意顾护脾肾"，实为临证之要。采用二仙参附强心汤治疗慢性心力衰竭气虚水泛，升降汤治疗食欲不佳、腹胀、大便燥结，宣降汤治疗外感咳嗽久治不愈，等等，效如桴鼓。书中亮点颇多，值得推广学习。献春学长在书中强调，中医治病救人，一是紧扣中医思维，作为一名中医，这一点非常重要，没有扎实的基本功，想要做到这一点也往往事与愿违；二是重在辨证，辨证是中医的精髓和特色，每治一病，无不强调辨证，每一个病案，无不体现于辨证上；三是善用经方、合方，但从不拘泥于经方。学长熟读中医经典，对《伤寒论》《金匮要略》《脾胃论》《温疫论》等均有深入研究，临床上常以经方、合方化裁，也用时方加减治疗各种疑难杂病，无不效验。

献春学长学识渊博，经验丰富，德艺双馨，疗效显著，难以尽书，只能是一鳞半爪，挂一漏万。现拟诗一首：

青囊杏林漾春风，传薪桃李望秋实。

摩顶放踵皆任愿，泽被苍生苦不辞。

愿与献春学长团队共勉，以表敬意！今值新书付梓之际，约我作序，实乃对我的信任与激励，谨志数语，乐观厥成。

北京中医药大学东直门医院院长

王显

北京中医药大学心血管病研究院院长

于甲辰年正月二十八日

# 目录

## 医家小传

## 医论撷英

## 碎玉零玑

## 常用方、效方

## 临床经验举隅

## 经方学习运用心得

## 漫漫学医路，上下求索心

### 1. 清澈素朴的学医之心

晋献春出生于20世纪60年代的河南农村。这里是医圣张仲景的故乡，虽距张仲景时代已近两千载，但历史的积淀却早已将中医文化渗透在百姓的日常生活与潜意识之中。当地风土人情的浸染，使晋献春从小就对中医产生了浓厚兴趣。兴趣人人皆可有，但若无坚韧的求索之心，若未经一番寒彻骨，怎得花香来。

虽家境贫寒，但他自幼学习勤奋、刻苦，小时候作文就写得很好，经常被当作范文，成绩也总是名列前茅。临近上中学时，当地县里的重点中学来选学生，整个公社仅仅考上了6个人，他就是其中之一。

高中时，由于是寄宿生，为了省钱，他每餐只吃两个窝头或两个馍，再佐以一点点豆瓣，并且豆瓣也要节约着吃，往往一瓶豆瓣要吃一周。最难熬的是寒冬，下着大雪，却没有热水，教室和宿舍也没有暖气，室内室外一样冷。当晋献春轻描淡写地回忆起这些经历时，我们都感慨万分，但他却笑呵呵地说："当时真没觉得苦，农村孩子有书读已经很不错了，已经很知足了。"

高考后填写志愿，他的第一志愿就是中医，除了兴趣使然，还缘于他善良的初心。当时医学不够发达，医疗条件落后，尤其在农村，每年都有很多人因为一些小病失治误治而离世。年少又善良的他看在眼里，默默地做着自己的决定，立志要改变这种现状，要用自己的医术挽救患者的生命。但是每个人都希望既有仰望月亮的理想也有脚下的六便士，更何况是家境贫寒之人。涉世未深的晋献春虽然对未来有着憧憬，但也需要有人指引。于是他专程去城里咨询了老师。老师告诉他，"学中医养老"，他性格不张扬，坐得住冷板凳，适合学中医。老师的一番话让他愈加笃定地选择了中医。

终于考上大学了！晋献春选择了中医。他考上河南中医学院（现河南中医药大学），成为一名中医系的学生，成为村里的第一个大学生，也成为当地十里八乡的小名人。

### 2. 孜孜以求的学医之心

进入大学后，晋献春如饥似渴地阅读中医经典书籍。本身中医的概念就很抽象，加上这些中医经典书籍都是以文言文的形式记载，非常不好理解，看一次不明白，他就反复阅读，再不懂就请教老师。为了把这些晦涩难懂的文言文理解并记牢，他是每天最早到教室的一个，也是回宿舍最晚的一个。他一边学习，一边总结问题，热爱思考的他很快在同学当中脱颖而出。大学毕业时，他获得了"河南省特别优秀毕业生"的殊荣。当时的评选要求是从 100 个学生里边选出 3 个"特别优秀毕业生"。晋献春所在的医疗系有 240 多人，有 7 个人获此殊荣，晋献春是其中之一。

1987 年，大学毕业，拥有"特别优秀毕业生"头衔的晋献春可选择的就业机会非常多，可留校任教，也可以到当地最好的医院工作，还有第三个选择——参军，到第三军医大学（现陆军军医大学）当"军医"。当晋献春把这三个选择告诉给家人时，淳朴的家人全力支持他当一名军医。因为家里人认为，能成为一名军人就是人生中最值得自豪和感恩的事。

他做出了选择。七月时节，"一个人造革包，一件衣服，乘坐 30 多个小时的火车"就开启了晋献春踏入巴渝地域的征程。来到第三军医大学，他被分配到第二附属医院（新桥医院）中医科，从此也开始了自己的从医生涯。到新桥医院后，晋献春用自己的所学，为很多患者解除了病痛，他的医术也在一次次的诊治过程中不断提高。

然而，在他躬身临床的过程中也伴随着一些难以解决的问题。晋献春谈到刚开始工作那两年的情况，"学过几年中医之后，对中医理论能大段背诵，古方信手拈来，于是觉得自己治疗一般的疾病是完全没问题的，但在临床中，不但疑难杂症不能有效应对，就连一般疾病，也感到缺乏良方"。这也印证了唐代著名医家、"药王"孙思邈在其著作《备急千金要方》中对当时某些一知半解、存在自满情绪的医生提出的警语，"世有愚者，读方三年，便谓天下无病可治；及治病三年，乃知天下无方可用"。这也从一个侧面反映出从古至今的从医者在中医学习中普遍存在的问题。

### 3. 钩深索隐的学医之心

面对在临床实践中遭遇的问题，晋献春不停地思考如何辨证开方，如何寻找更好的解决方案。因此，彼时他觉得自己虽已读万卷书，但仍有很长的路要走，很多的知识需要探索。

1991年，晋献春毅然决定继续深造——考研。有着扎实功底的他顺利考上了研究生。读研期间，他担任班长，因为是军医，每个月还有工资。虽然工资不多，但他经常拿来帮助同学。同学对他的学识和人品都赞赏有加，他也深受老师和同学的喜爱。读研期间，他被评为河南中医学院优秀共产党员。当时在学校是史无前例的，因为在他之前，优秀共产党员的荣誉称号只颁发给教师，这是第一次颁发给学生。3年后，晋献春顺利取得了医学硕士学位。

20世纪90年代，大学生很少，更不用说硕士研究生了。晋献春在当时可以说是佼佼者。可是，爱中医、爱探究的他永不满足，认为自己可以做得更好。

1997 年，趁着全国名老中医药专家"师带徒"的机会，晋献春拜军中名中医、"国医名师"戴裕光教授为师，潜心学习中医学。老师门诊时间，他将患者的病症、老师的"望、闻、问、切"方法及所开处方，认真记录下来研究。其余时间就是看书学习，他用 3 年时间读完了医院图书馆里所有的中医书籍，光是张仲景的《伤寒杂病论》就读了不下 10 遍。他说每一次精读都会有不少的收获。2000 年，全国老中医药专家学术经验继承工作结业，他获人事部、卫生部、国家中医药管理局共同颁发的出师证书。

在多年临床工作的历练和不断钻研中，晋献春的医术日益精进，在当地的医学界很快便小有名气。但是，对于有鸿鹄之志、救世之心的仁医而言，不停探赜才是他的生活常态。

2006 年当全军乃至全国第一批中医师承制博士出现后，他再次决然地选择继续攻读博士学位。当时，他拿着审批表找领导签字，准备上北京考试，大家都很疑惑：你已经相当优秀了，为什么还要执着地去读书呢？可是，信仰的力量一直指引他向前。他又考中了。在读博期间，他的表现仍然很优异，他又获得了中国人民解放军总医院的嘉奖，当时 8 个博士生中只有晋献春 1 人得到了该嘉奖。2009 年，他从中国人民解放军总医院中医师承制研究生班毕业，取得医学博士学位。

一步一步走来，晋献春的学医之路每一步都踏实、铿锵有力、掷地有声。他说，学中医得有耐性，要能沉得下心来，看得进书，耐得住寂寞，才能够"悟"出门道。

## 君子治学，明道致远

### 1. 重视临床，力求疗效

医学，尤其是中医学，是一门实践性非常强的学科。晋献春非常重视临床实践，常讲"熟读王叔和，不如临证多""心中了了，指下难明"，光有理论，不能将理论灵活地运用于临床实际中去，就不能算一个真正的好医生。中医能长盛不衰的原因有许多方面，其中有一点恐怕是最主要的——其良好的疗效。因此，他非常强调，要成为一个好的中医，就要勤临床、多临床，力求不断地提高临床疗效。

2. "精""博"结合，学以致用

晋献春认为，学习要精、博结合，学以致用。所谓"精"就是精读几种经典著作。人生有限，学海无涯。中医书籍浩如烟海，仅《伤寒论》之注解就有数百家，不可能一一问津。必须有所侧重，择善而从。他最喜欢尤在泾的《伤寒贯珠集》《金匮要略心典》、柯韵伯的《伤寒来苏集》。根据前人的经验及晋献春自己的治学体会，晋献春认为需要精读的著作大概有两类：一类是中医之本——即经典之作，如《黄帝内经》《神农本草经》《伤寒论》《难经》《金匮要略》等；另一类是后世推崇的重要著作，如《脾胃论》《温病条辨》《温热经纬》《小儿药证直诀》《医林改错》等。对于需要精读之作，首先要通读全书，明其大意，对其中重要篇章要反复阅读，达到熟能成诵的程度，常说"书读百遍，其义自见"。"博"既指博览群书，尽可能多地阅读资料，掌握信息，又指博闻多识，上穷天文，下及地理，远取诸物，近取诸身，可谓无所不包。只有这样，才能见多识广，触类旁通，知常达变，拓故出新，在临床审证求因、组方遣药中做到法度严谨，运用自如，丝丝入扣，恰合病机。

晋献春认为要获得较多的医学知识和诊疗方法，迅速提高学识及医疗水平，必须广开学路，做到精博结合，学以致用。他非常推崇程钟龄之言，即"知其浅而不知其深，犹未知也；知其偏而不知其全，犹未知也"。他认为不精读经典，则如无本之木；不泛读后世之作，则不易理解经典之意。同时认为对各家学说，合读则全，分读则偏；去粗取精，扬长避短则可，盲目偏见，顾此失彼则非。

### 3. "勤""恒""学""思"，治学之本

古有"业精于勤，荒于嬉；行成于思，毁于随"及"锲而不舍，金石可镂"之名言，晋献春常以此名言勉励学生，同时也将此作为自己治学的座右铭。他认为业精于勤，体系一个恒字，学而不思则罔，重在一个思字，从某种意义上来说，思比学更为艰苦。古典医籍，词义深奥，现代科技，飞速发展，必须不懂就问，孔子"入太庙，每事问"，说明人的知识有限，指出问的重要性。做到有疑必质，不要人云亦云，推其理，考其证，有源有流，不致盲从。常说"笨鸟先飞""勤能补拙"，只要勤奋学习，且能持之以恒，就一定能在学业上有所建树。晋献春总结其学习的经验是年轻时记忆力强，要以背诵为主，尤其是对经典条文、方剂、药性等，一定要尽可能地记诵，为以后学习、工作打下基础；年纪大一些，记忆力下降，但理解和分析能力增强，这一时期要带着问题去学，以使学术有所提高。通过这种学习方法，晋献春具备了扎实的理论基础，现在对于经典条文、方剂、药性等仍能出口成诵。晋献春勤学恒思，一直坚持每天至少读书两小时，即使在外出、开会等时这一习惯也未打破，常身不离书、手不释卷，常说"开卷有益"。晋献春认为，求知的路是一条荆棘丛生的路，甚至本来就没有路，只有靠自己一步步实实在在地攀登，除此别无捷径可走，只有依靠刻苦勤奋、持之以恒的"笨劲"，才能学有所成。他常以"书山有路勤为径，学海无涯苦作舟"告诫学生。

### 4. 医案经验，视如恩师

医案作为医生诊疗疾病的记载，其中既有医者理、法、方、药的具体运用，又蕴含着医者的临床经验、学术主张、用药特点。要成为一名优秀的中医工作者，除应学好基本理论外，尚需有丰富的临证经验，而丰富临证经验除从临床实践中不断获得外，尚需师承他人的经验。人生有限，不可能遍寻天下名家，时不倒流，不可能亲聆古代医家的教诲。医案作为载体，是古今名医大家临证的真实记录，因此，拜读他们的医案，犹如跟之

临证，听之教诲。若能遍阅古今名家医案，犹如拜古今名家为师，若能汇各家之长为我所用，就必能极大提高自己的临床技能。因此，晋献春非常重视古今医案的学习，且教导学生们要多读医案，尤其是名家医案，如《名医类案》《续名医类案》《临证指南医案》《薛立斋医案》《叶天士医案》《经方实验录》《柳选四家医案》《古今医案按》《王孟英医案》《丁甘仁医案》等。同时他教诲学生，只有学习了名家医案，才能更深刻领会该医家的学术主张、用药方略。

经验即指经验小册子，多为名不见经传的医家所撰的学术著作。晋献春认为该类小册子短小精悍，其中多有作者独特的诊病心得、用药经验。作为医生，若能抱着"三人行必有吾师"的思想去收集、学习这些经验小册子，则费时不多，收获不少，终可积跬步而至千里，汇涓溪而成江河。因此，晋献春常教导学生要多收集、阅读经验小册子。

### 5. 乐育人才，甘为人梯

晋献春从事中医临床、教学、研究 30 余年，学生甚多，只要向他请教，他都乐于解答且解答问题深入浅出，又和蔼可亲，每个问题都能有一个满意的结果。他常说："青出于蓝而胜于蓝，我希望你们比我站得更高。"故此，他讲解问题时是毫不保留的，希望学生在他的基础上不断前进。他希望学生大胆思考、勇于探索，允许学生充分发挥自己的见解。他要求学生必须掌握中医的基本理、法、方、药理论，同时要思维敏捷，临证要有所"悟"，不断总结经验，这样才能不断提高医疗技术水平。

晋献春为人谦恭厚道，严于律己，宽以待人，深得医林同道敬佩。其常常与同道"执经问难"，共商医技，不搞"唯我独尊"。学术上主张摒弃门户之见，鄙视"文人相轻"的不良作风，德艺双馨、名震川渝，享誉军地。

## ● 大医之仁，解含灵之苦 ●

晋献春学贯古今，运用中医药理论诊治了临床上众多常见病、多发病，尤其在诊治心肌病、风湿病、妇科病、脾胃病及疑难杂症等方面，具有独特的见解和方法。拥有精湛医术的他还为人正直，时时不忘医生职责，他坚持贫富同等，官民等视，不因其官、富而厚待，不因其民、贫而轻视。他常以孙思邈的《大医精诚》医者"不得问其贵贱贫富……普同一等，皆如至亲之想，不得瞻前顾后，自虑吉凶……一心赴救，无作功夫形迹之心"自律，也用此教育、要求学生，常讲"医生就要有医德"。

### 1. 盱食宵衣，只为患者

晋献春门诊量极大，但临诊时却从不马虎应付，凡应诊者，均认真辨证处方，最后几味药，常常仔细斟酌，精益求精。尽管求诊者众，却有求必应，数十载如一日，长期坚持服务患者，遇年老体衰者多予搀扶应座，遇经济拮据者，多解囊相助，从不讲求患者的报答。

在 20 世纪 90 年代，刚 30 岁出头的晋献春已每天至少接诊 100 名患者，年门诊量超过 1 万人次，多的时候年门诊量超过两万人次。

为了给更多的患者看病，早上 7 时许，大家一定能看见他第一个进入诊室开始看病，8 时不到，已为 10 余位患者看诊完。虽然只有半天门诊时间，但他几乎从未按时下过班，中午在诊室吃个盒饭，又接着给患者看病，大多数情况下坐诊时间会持续到下午 3 时左右。

如今，已至花甲之年的他依然保持着惊人的门诊量，并常常为远道而来的患者加号，长期跟诊的学生劝他别那么拼命，而他却说："没啥的，患者太多了，我加个班就方便了大家，每个患者都是带着希望来的，总不能让他们连病都看不了就失望地回去啊，可能我抽这几分钟，就帮他解决大问题了。"也许有人会想，他那么多的门诊量肯定是为了多挣点钱，否则谁那么傻？他就是这么傻。作为一名军医，无论门诊量多少，他只拿固定工资。

并且，晋献春还总是为患者的经济考虑，在他看来，生病已是人间疾苦，若物质上再施以重压，那就是雪上加霜。因此，他为患者开的中药一般都是每剂 10~30 元。有时患者还会疑惑地问："这么点量，怎么像给小孩的一样呢？"晋献春说："中医不在乎药的价格和量的多少。药就像是钥匙，一把钥匙开一把锁，不管钥匙怎样，只要对路就能打开。"这些理论与中国传统哲学不谋而合。

### 2. 仁心仁术，屡解顽疾

在私底下，找晋献春看病的人都亲切地称他为"晋神医"，他们总是津津乐道着一个个关于晋献春医术精湛、妙手回春的"传奇"故事。

一对来自四川渠县的夫妇慕名找到晋献春。这对夫妇结婚多年未育，虽多方求医却一直难遂心愿。晋献春诊查后发现，女方因宫寒而不孕，男方也患有相关疾病。找准病因后，晋献春对证施治，在经过 4 个多月的药物调理后，这位多年未孕的女士终于怀上了孩子，实现了自己多年来的愿望。晋献春打比方说，女人就像是一块土地，他用中医的方式，把土地深翻、施肥，自然就容易播种收获了。像这样治好的不孕不育患者，每年都有很多，久而久之，一些医院的妇产科甚至主动把类似患者介绍到晋献春门诊治疗。

一位年仅 30 多岁的女教师患上了癌症。从西医的角度来看，她的病已经算是不治之症了，抱着试试看的心态，这位患者找到晋献春。晋献春给这位女教师做了一个巧妙的比喻："癌症就像朽木上长的木耳，西医的处理方式是长一处木耳就清理一处。不过，现在患者的身体已经是一块朽木，木耳会不断长出，你怎么清理也清理不完。然而改变朽木所处的环境，把朽木放置于干燥的环境中，木耳没有了生长的环境，说不定就会慢慢消失了。"听了这番话，该患者深有感触，情绪逐步稳定。晋献春针对她的病情给她开了一些中药。患者服药后病情得到了控制，也重新燃起了对生活的希望。

2023 年的六一儿童节，22 个妈妈给晋献春教授团队送来了一份特别的礼物——一封特殊的感谢信，附加宝宝们的可爱图集和"大医精诚"匾额。感谢新桥医院中医科晋献春团队的医者仁心，感谢被患者亲切称为"晋神医"的重庆名中医晋献春教授行妙手、施仁术，成功帮助 22 位母亲圆了"妈妈梦"。几位宝妈代表也讲述了她们经历"受孕之苦""保胎之痛"后，经由晋献春教授团队悉心诊治，精心调理，成功生下健康宝宝的故事。

一位来自垫江的宝妈讲述了她的经历。她首次怀孕不足 1 月，便因黄体酮较低经历了胎停，一开始以为是偶然事件，并未引起太大重视，直至 1 年后再度经历怀孕胎停。"身心遭遇重创，心痛身体也痛，觉得天都要塌了，开始胡思乱想，觉得自己是不是这辈子都无法怀孕了"。身心俱疲、绝望之际有人告诉她新桥医院晋献春教授擅长用中医解决不孕不育的问题，很多怀孕失败的患者经由晋教授精细化的助孕方案治疗，都能顺利怀上宝宝。这位宝妈说，一开始她是怀疑的，主要还是对中医不了解，后来抱着试一试的心态，挂了晋教授的号。诊脉之后，晋教授告诉她不用担心。于是，她带着半信半疑的心情，遵照医嘱调理备孕，3 个月后，就怀孕了。高兴之余，她也有点心神不宁。之前怀孕胎停的种种痛苦仍然历历在目，她担心好不容易怀上的宝宝又出现流产等不好的情况，孕期的每一步都走得小心紧张。了解到这位宝妈的情况后，晋献春团队为她制定了周密的保胎方案，通过追踪情况，调理用药，在医护人员的密切关注下，安心平稳地度过了整个孕期，并最终顺利分娩，一个家庭的梦，圆了。

另外一位林女士 2020 年先后经历生化妊娠和葡萄胎两次不良孕史，痛苦的葡萄胎清宫术让她对再次怀孕产生阴影，后经朋友介绍找到晋献春进行中医调理。看到林女士情绪低落，晋献春鼓励她，"别担心，调理了可以再怀孕，没问题的"。后来，林女士顺利生下小宝宝，她说："特别感谢晋教授，他不仅医术高超，乐观积极的态度也对我很有帮助。"

还有一位毛女士，结婚多年未孕，曾被其他医院断定无法自然受孕，经由晋教授调理一段时间后，成功自然受孕。毛女士说："晋教授很细心，看诊时见我穿拖鞋提醒我容易着凉，一直安抚我说不要着急，争取怀个虎宝宝。"

白领方女士月经不规律，各种昂贵的中西药服用了很久也不见好，经朋友推荐求诊于晋献春处，"吃了几次他的中药就怀孕了，关键是药还不贵"。

类似这样的"传奇经历"在晋献春的从医生涯中每天都在上演。很多人感慨，"晋神医"不仅医好了他们的疾病，而且让他们对中医打心眼里信服和自豪。

因晋献春精湛的医技，高尚的医德，他的办公室摆满了康复患者送来的牌匾和锦旗，这样的感恩事例还有很多。

曾在 2011 年时，发生了这样一件趣事：晋献春准备在重庆图书馆开展一场学术讲座，家住重庆沙坪坝区的彭先生带着一家老小挤进现场，在讲座开始前激动地抢过主持人话筒说："晋主任，我们全家人今天是专程来感谢您的。是您的调理，让我们结婚多年来终于有了自己的孩子。"紧接着，34 岁的王女士、72 岁的刘女士等听众都纷纷举手发言，为的都是当面感谢晋献春教授治好了她们的病。因此，当时的一场讲座竟变成为感恩大会。

在线上也有许多网民给晋献春留言：

"我 38 岁，从前的病很严重，在咱们家乡看病花了很多钱，没作用，后来才去重庆找了晋大夫，吃了中药，现在也恢复得差不多了……"

"谢谢晋大夫给了我第二次生命！我共吃了您开的中药 34 剂，医治频发室性早搏作用很明显，但心律过缓还要坚持服您开的中药……"

"晋医师是个和颜悦色的医师，感谢你耐心地听我诉说病况，给了我一种特别的感动与安慰。你说过，争取让我31岁抱上小孩，我听你的，每天坚持准时吃药，早点歇息，我一定能如愿以偿……"

### 3. "不满"其少言，却震惊于良效

在很多人眼中，尽管晋献春的医术高明，对患者和蔼可亲，但也有人对他表示过"不满"。曾有患者在网上发帖"批评"晋献春："好不容易排了一两个小时的队，谁知道他四五分钟就看完病开方子了，想多聊两句都不容易。"晋献春有些无奈地解释说："中医讲究的是望、闻、问、切，患者一进门，我已经在观察他们的情况了，正如《伤寒杂病论》所说，'但见一证便是，不必悉俱'。其实几句话，就已经能抓住主要问题了。"果不其然，没过多久，这名患者又发帖说，"晋主任的话不多，没想到药还挺管用"。

一向温和的晋献春也有严厉的时候，他特别在意患者有没有按时服药。有一次，晋献春表情非常严厉地对一位老是不按医嘱服药的患者说："你再这样，我就不看了。这是对医生的不尊重，也是对你自己的不尊重。"吓得患者赶紧道歉，保证按时服药。晋献春说："服药时间变了，那么药物自身也变了，即便是良方灵药，也会失去效果。"

### 4. 军医之仁，奉献至上

从医几十载，晋献春虽然已是享誉一方的名中医，却从未忘掉身上的这身戎衣。"作为一名军医，为广大官兵服务，是我应尽的职责"，晋献春始终牢记使命，坚持为官兵谋健康。在日常工作中，只要有官兵或军属来求诊，他都是有求必应，全心全意为他们服务。在驻地，他多次到基层部队巡诊、开讲座，上门为广大官兵诊治疾患。

医院安排医疗队上高原，他报名去；安排扶贫义诊，他报名去。他将"望闻问切"带到平均海拔4000米的西藏，用中医的诊治方法为边防官兵

解除病痛，受到边防官兵的广泛赞誉。晋献春还专门为高原官兵编写保健手册，已发放 2000 余份。"患者是医师的财富，我的愿望就是能够在 80 岁、90 岁时还能给患者看病，那就是我最大的福分。"

一个个真实的故事，一段段传奇的经历，成就了一个又一个家庭的幸福和圆满。这就是大医，用精湛的医术、仁心去对待每一位患者，去解救含灵之苦。经常有人问晋献春："你到底是看什么病的啊？"他笑道："我就是看中医的啊。兵无定式，水无常形，中医学没有专科。中医本身讲究的是望闻问切、辨证论治，所以，作为中医若能治好这个病，治那个病也差不到哪里去！"

## 传岐黄之术，承中医之道

如今，早已声名远扬的晋献春头衔很多：全国百名杰出青年中医、全国中医康复保健优秀人才、第七批全国老中医药专家学术经验继承工作指导老师、重庆市名中医、重庆市首届优秀青年中医、重庆市学术技术带头人（中医内科）、重庆市"322 重点人才工程"人选、第三批重庆市老中医药专家学术经验继承工作指导老师、中华中医药学会内科分会肺系专委会常务委员、重庆市中医药学会常务理事……

虽然有很多的头衔，但他却说："我仅仅想做一名朴实的、传统的铁杆中医。"

他确实也做到了，从他立志做一名医者那刻起，到现在为无数患者解除病痛，这几十年走来，他的专业思想牢固，理论知识扎实，用药轻灵，强调整体，重视辨证，灵活遣方。他提出的"寒温同用""给邪找出路""痰、湿、水、饮，同类异形"等新观点，提高了临床疗效，完善和丰富了中医理论，归纳、分析、筛选出了数张临床行之有效的方剂，受到同行和患者的高度赞扬。

对于大家对他的信任和爱戴，晋献春表示"中医最基本的是传承。这种传承包括医术和德行，我们要不断加强学习，用勤奋努力和坚守医德赢得患者、同行的认可"。晋献春说，要当一名出类拔萃的好中医，就要不断加强学习，勤学善思，学好中医文化和中国传统文化，要注重工作方法和技巧，善于抓住主要问题和矛盾，对于特殊的患者，在进行药物治疗的同时，还要注重对其进行心理疏导，通过语言的沟通打开患者心结。要不忘初心，坚守信念，注重医德医风，学会换位思考，处处为患者着想，做一名业精技高、德艺双馨的医生，守护好百姓身体健康。

明代裴一中曾言："学不贯今古，识不通天人，才不近仙，心不近佛者，宁耕田织布取衣食耳，断不可作医以误世。"古往今来，唯有笔耕不辍，躬身临床，承继经典，辨证遣方，坚持不懈才能抵达信仰的高度，才能传承、传播中医思想、文化、技术，才能真正地施仁于民。

# 医论撷英

晋师从医三十余年，具有精辟的理论见解和丰富的临床经验，坚持用传统中医理论指导临床，治愈了很多疑难病症。其学术思想以《黄帝内经》为源，效法于仲景，博采众长，择善而从，师而不泥，不独守藩篱。

## ● 辨证求本，以法统方 ●

辨证论治是中医的特色和优势，治病应随证立法、依法统方、依法求方、依法制方。晋师认为，辨证的基本出发点是求本，求本即求疾病的主要发病原因及病理变化，要达到辨证求本就必须重视中医四诊取证分析，辨证论治，以确定治则，再以法选取或制定方剂。其中完善而准确的四诊信息是前提，正确的病机分析是基础，谨守病机而立法是关键，以法灵活处方、巧思用药、配伍严谨、讲究用量是根本。要治病提高疗效，还要多看名医医案，强调既借鉴前人的经验，又不盲从、不迷信，常缜密思考，深思熟虑，精确选方用药。晋师常说"医生如厨师"，同样的食材，如何适当的选材搭配才能做成色香味俱全的盛宴。开方也是如此，只有精心选方配药才能达到药到病除的效果。同时他还强调做饭只要食材和调料基本正确，那么这顿饭至少能够入口，同理，一个病只要辨证准确，那么疾病病势整体是往好的方向发展的，只不过优秀的医生更会调配药物比例，使药效达到最佳，就如大厨更会调整火候，这都需要在实践中逐步摸索才能进步。另外，他还强调作为医者还要胆大、心细，所谓胆大就是敢于用方，所谓心细即观察要细，不放过任何一点对辨证有帮助的信息。

**病案** 〔门诊病历〕

曾治一患者，男，62岁，因反复口干10年余就诊，曾遍访北京、成都、重庆诸多大医院就诊，西医诊断为"灼口症""舌炎"等，中医或辨为湿热，或辨为阴虚，遍用中西药无效，花费无数。就诊时症见：口干甚，欲频饮，夜晚为甚，甚则口干而夜不能寐，心烦，伴乏力，畏寒，舌质淡胖，薄白腻，脉濡。晋师辨证为气虚水停的消渴证，方用五苓散加味。药用猪苓、茯苓利湿运脾，泽泻利湿渗浊，桂枝温阳化气、气行则水化，白术健脾燥湿，天花粉养阴化痰湿、养阴而不助湿，通草利水渗湿，给湿邪找出路。经上方3剂，病情大为好转，后又在上方的基础上加减进退20余剂，口干完全消失。

**按语**

对该例患者，晋师抓住了其乏力畏寒等阳气虚的症状，加之脉濡，舌淡胖等水湿内停之体征，故而用五苓散效佳。治血分病有"旧血不去，新血不生"之说，引而广之为"旧水（湿、饮、痰）不去，新水不生"，反复体味，临床上看似水亏之证，实则为水盛之患，由此可见辨证求本实为中医治疗疾病的基本大法之一。

## 三因制宜，灵活机动

凡疾病之发生、发展、转归、预后，均受多种因素影响，其中天之时令气候、地之环境、人之体质三因素对疾病的影响尤为密切。因此，临床时晋师常常根据天时、地理环境、患者体质特点不同，采用不同的治疗措施。

春三月发陈，为风木之令，万物升发，气血经肝气的疏调渐走于外，肝阳易动，用药应避免升阳动火，宜选用补养肝血、疏调气机之品；夏令火热，内应于心，慎用辛热之品，损伤心气；暑必夹湿，须用藿香、佩兰等芳香化浊之品；秋天为燥金之季，内应于肺，避用香燥之品，以养阴为要；冬令藏精之季节，护其根本，及时进补。地域不同，外邪性质亦有所偏，治疗用药亦有所恶好。如重庆地处盆地，两江汇聚，多雾多湿，临床上多见或以湿邪为主要病变的疾病，或以湿邪为兼证的疾病，治疗必须抓住祛湿这一大法。湿为六淫之一，且唯有湿邪为有形之物，其他外邪多依附于湿，湿祛则他邪无所依附，随湿而去。因此，祛湿为治疗本地区常见病、多发病的一种重要手段。据患者个体差异，用药亦有别：如阴虚或阳盛之体，慎用温热之品；阳虚或阴盛之体，慎用寒凉之药。小儿脏腑娇嫩，气血未充，易寒易热，发展变化快，故小儿病忌投峻攻，药宜轻（清）灵，且中病即止。老年人则气血多亏虚，患病多虚实夹杂或以虚证为多，故治老年病应以扶正为主，药量宜较青壮年轻，慎用攻伐。

## 注重体质，强调整体

体质学说是中医之重要学说之一，而整体观念是中医基本特点之一，但有些中医医生在临床工作中对其未给予足够重视。晋师在临床中特别重视此两点，即便是局部病变，也有意与体质、整体联系，多从整体辨治，而不局限于局部。晋师常言，以前学习中常说"头痛治头，脚痛治脚是西医的治法，而中医是治整体"，但是真正进入临床，尤其是目前中医进行精确分科以后，许多中医生就忘却了中医特色，用西医思路去治疗患者，甚至出现非本科疾病不会治疗的情况，这都是中医没有学踏实的表现。他强调看病不要局限于病，而要着重于证，从整体去治疗，局部症状定会好转。常有患者开完药后，又进诊室要补充新症状，晋师常和他们说"没关系，不用加药，中医是整体治疗，身体好了其他症状自然好了"，这就是从整体辨证，亦是"但见一证便是，不必悉具"的表现。

**病案** 门诊病历

晋师曾治一患者，男，42岁，因"复发性口腔溃疡两年"就诊。症见面部痤疮半年余，前额较多，口臭，矢气多，无乏力，有反流性食管炎，小便黄，大便不爽，眠可，右脉弦，左脉沉濡略弦，舌暗红苔白腻。前医多用清热解毒，或凉血解毒治疗，晋师根据其表现辨证为湿热证，治以清热化湿，药用三仁汤加减。处方：薏苡仁24g，杏仁9g，白豆蔻3g，厚朴9g，半夏12g，通草3g，滑石18g，淡竹叶12g，芡实15g，乌药6g，升麻9g，连翘9g，蒲公英18g，香薷9g，炙甘草3g。14剂即愈。

**按语**

此例患者身体其他表现，如口臭、便黏、痤疮（额前多）、矢气多等均为湿邪较重的表现，虽然其主诉为复发性口腔溃疡，是为解决口腔疾患而来，但辨证处方当从整体出发。其口腔溃疡确为火热上炎所致，但其火因湿郁而生，湿去则火自然消散，故用三仁汤加减治疗，调理整体，则局部自然随之愈合了。故晋师言，中医治病一定要强调体质和整体，勿伐其本，勿伤其正，为医者必须遵循的原则。

## • 注重升降，调理气机 •

《内经》曰："升降出入，无器不有。""升降息则气立孤危……非升降，则无以生长化收藏"。气机的升降运动是人体生命活动的基本形式。古圣近贤名医治病疗疾，多重升降，理气机，诚如《医学求是》"明乎脏腑阴阳升降之理，凡病皆得其要领"。凡病者，无外乎外感、内伤，都是因为病邪影响了人体脏腑气机的升降出入，进而影响脏腑功能而发病的。清代著名医家周学海在其《读医随笔》中总结道："内伤之病多病于升降，以升降主里也，外感之病多病于出入，以出入主外也……气之上逆，下不纳也，气之下降，上不宣也，气之内结，外不疏也，气之外泄，内不谐也。"

临床中晋师善运用升降观点，从而提高疗效，如用了升发的升麻、柴胡、葛根，多配以潜降的龙骨、牡蛎；用了麻黄、桂枝升发，多配伍枇杷叶、旋覆花通降；用了大黄降浊，多配以柴胡升清，等等。晋师临床中还针对脾胃、肺病筛选出两张以升降理论为指导的方子。一张叫升降汤，一张叫宣降汤。脾胃为互为表里的脏腑，一升一降，一阴一阳，一表一里，一脏一腑，升降是脾胃疾病的一个重要的核心。升降汤用生白术、陈皮、厚朴、升麻、柴胡、葛根、谷麦芽、枇杷叶等。方中生白术运健脾气，谷麦芽消胃浊，升麻、柴胡、葛根升清气，陈皮、厚朴、枇杷叶降浊气，用该方加减治疗便秘、口臭、纳呆食少、腹胀等病症，疗效甚著，愈病无数。另一张方子宣降汤，药物有荆芥、杏仁、桔梗、枇杷叶、防风、枳壳、厚朴、前胡、甘草等。肺主宣发肃降，肺病多表现为宣发肃降功能失调，该方用荆芥、防风、前胡、桔梗宣肺疏表化痰，用杏仁、枳壳、厚朴、枇杷叶降气化壅，用甘草一则调和诸药，一则利咽。该方治疗咳嗽、咽痛等疗效均好。

晋师在处方时还喜用药对，如柴胡—黄芩；柴胡—白芍；细辛—五味子；枳壳—桔梗；沙菀子—刺蒺藜；桑叶—芝麻；桑叶—菊花；苍术—黄柏；益智仁—连翘；熟地黄—砂仁；黄芪—陈皮；桂枝—白芍；肉桂—黄连等。药对的组成法则是一阴一阳、一脏一腑、一气一血、一寒一热、一升一降、表里兼顾。有目的地选用药对，能提高疗效，扩大治疗范围，纠正偏性，斡旋气机，恢复脏腑的升降功能。

## ● 动静结合，力求平衡 ●

晋师处方常常力求达到动静平衡，既不使动之过度而见耗气、散气、动血、升阳等，又不使药物滞静，如一潭死水而见气郁、水聚、血滞等。晋师常以四逆汤举例说明一个方子如何达到动静结合，四逆汤由附子、干姜、炙甘草组成，其中干姜守而不走，附子走而不守，炙甘草调和诸药，整体达到了平衡状态。《黄帝内经》言："可将以甘药，不可饮以至剂"，"甘药"即为阴阳兼顾之药，"至剂"即纯阴柔或纯刚燥之品，提示我们要补阴顾阳，补阳顾阴，即"谨察阴阳所在而调之，以平为期"。故临床开出一张切合病机的处方也应该是这样，动静平衡，不可太过偏颇，若药物配伍动静失衡，不但不能很好的治疗疾病，反而可能导致新的病（证）。故临床可见，晋师用了滞气补气药黄芪，必用理气破气的陈皮；用了养阴滞腻的地黄，必用和胃化滞的砂仁；用了补阳的附子，多配伍收敛制亢的白芍等，通过动静、升降的配伍，使一张方子达到动态的平衡，进而使一张方子升而不猛，降而不过，补而不壅，消而不破，看似平和，但功莫大焉。临床跟师门诊，常见晋师开完一方后细细端详，右手不停在处方上指指点点，或是在方子上画圈，曾有患者打趣说，晋医生开完方后要给方子"做法"，所以疗效才这么好。其实这就是晋师在调整药物寒热、升降平衡，因为要尽量达到平衡，因此往往处方最后两三味药才是晋师琢磨最多的药物，所以他的方子看似都比较平和，患者服药后不会有明显的不适，但疗效甚佳。

## 攻补兼施，寒温并用

攻补兼施，寒温并用的治疗法则早已有之，方如半夏泻心汤、人参败毒散、乌梅丸等。古圣近贤名医也多用攻补兼施，寒热同用之法。而近代部分医生则直来直去，不能体会其深奥之意，反诬之为辨证不准，杂药乱投。临床上不少患者经过他医治疗无效或少效才来中医诊疗，或其他医家辨证不准治疗成为坏病，多已是正虚邪实、寒热错杂之病，临床上现在很少见到典型的麻黄汤证、白虎汤证，因此，对于此类坏病杂病均应在辨证的基础上攻补兼施，寒热同用。晋师认为攻补兼施，寒热同用不会牵制或抵消药效，因为药物归经不同，作用的部位亦不同，不在同一水平或同一直线上，何来牵制或抵消之说，即所谓："马走马路，驴走驴道。"因此，晋师提倡临床中要不失时机地运用"攻补兼施、寒热同用"这一原则，以提高临床疗效。

## 脏腑表里，相因而治

脏腑学说是中医重要理论之一，脏腑之间的相因、相助、相制关系在机体发病之中具有重要地位。晋师在临床中治疗一些重症患者，运用脏腑表里学说多取得了满意的效果。

**病案**　　　　　门诊病历

晋师曾治一患者，女，14岁，因胸闷两个月就诊。胸片提示：左肺不张。曾遍治多家医院，经抗感染化痰等治疗无效，经纤维支气管镜检查，排除占位病变及结核，纤支镜检查时排出大量黏液样分泌物，刻下症见咳嗽，痰吐不畅，胸闷，气急，心烦，形体消瘦，大便秘结，患者 12 岁初潮，近 3 个月未行，苔腻，脉沉，从"肺与大肠相表里"考虑，辨为肠腑浊气不降，致肺脏清气不升，治以通腑以达升清之目的，方用大承气汤加味，药用大黄、芒硝、枳实、厚朴、枇杷叶、瓜蒌皮、杏仁等药用一剂，即排出大量大便，先干后溏，内夹大量黏液如涕，胸闷随之大减。以上方为基础，前后加减用药 7 剂，诸症均消，复查胸片，左肺复张。晋师认为临床如此病例甚多，多需医者细心揣摩，或脏病治腑，或腑病治脏，或上病治下，或下病治上，或表病治里，或里病治表，或兼而治之，均需医者灵活变通。

## 给邪出路，引邪外出

中医治病虽然强调正气，正如《黄帝内经》曰"正气存内，邪不可干"，"邪之所凑，其气必虚"，但也更看重邪气在发病中的重要作用，如清热解毒、祛痰化瘀等。《伤寒杂病论》中在具体组方、用药治疗时已充分体现了给邪找出路的思想，如邪在上，用瓜蒂散以吐之；邪在下，用承气泄之；邪在表，用麻、桂以汗之；邪在中，用连、芩以清之等。但多数医者对邪气的去路问题往往重视不够，认识不足。晋师认为邪气侵入就如贼人入室，只有将贼人尽快地赶出屋室方尽可能减少损失，因此，最明智的选择是开门逐寇而非闭门捉寇。治病亦是同理，只有尽快将邪气逐出体外，才能对身体的损伤减少到最小，疾病也才能好的更快。

晋师临床治病，时时不忘给邪找出路，邪在下者从小便出，多用薏苡仁、茯苓、泽泻、车前草、通草、木通等，从大便走则多用晚蚕沙、大黄等，邪在表者从汗而出，多用麻黄、荆芥、薄荷、豆豉、葱白等，邪在上

青囊传薪　医论医话

者从痰、从呼吸出，多选用瓜蒂、桔梗等；女子病邪还可从月经而走，多用益母草、茜草等。临床中，有意在方药中给邪找出路，顺其势而使邪外解，一来防止邪壅于内而脏腑气机失调；二来防止邪气所产生的毒素等进一步危害人体，从而提高疗效，加速疾病向愈的过程。晋师常讲，"闭门留寇，其害无穷，开门逐寇，邪去正安"。故而在治疗外感、肿瘤等明显邪气较盛疾病的时候，晋师常常嘱咐患者不要吃鸡、鸽子和鹅，以免闭门留寇。

**病案** **门诊病历**

晋师治疗一患者，陈某，女，34岁，工人，因双足浮肿一月余来诊。1个月前，患者双足浮肿，在本地卫生院间断地静脉给予阿莫西林钠针一月余无效。现症见：双足浮肿，按之凹陷，放之浮起，厌油，恶心，舌质红，苔白黄厚腻，脉濡。辅助检查：尿蛋白（+++），肾功：尿素氮15mmol/L，肌酐163mmol/L。中医诊断：水肿。西医诊断：肾炎。辨证：湿浊困脾肾。当清热除湿，利尿消肿，予三仁汤加味。方药：杏仁12g，白豆蔻6g（后下），薏苡仁30g，通草10g，竹叶10g，滑石30g，法半夏12g，厚朴12g，白茅根30g，石莲子30g，益母草15g，牛膝12g，甘草6g，30剂。二诊：厌油，恶心症状消除，双足浮肿好转，舌质红，苔白黄厚腻，脉濡。前方加山药15g，芡实24g，桑寄生15g，30剂后，复查尿常规：尿蛋白（-），肾功：尿素氮8mmol/L，肌酐105mmol/L，双足浮肿消除痊愈。

**按语**

该患者体内湿邪困脾肾，脾肾功能失常，湿浊无出路，用三仁汤给湿邪因势利导排除，杏仁、白豆蔻、薏苡仁宣上、畅中、渗下，三焦分消，气畅湿行，通草、竹叶、滑石排除湿邪，恢复脾肾正常功能，症状消除。晋师常用三仁汤加减茵陈、栀子、垂盆草治疗肝移植术后，肝功能异常者；用三仁汤加减玉米须、白茅根、石莲子治疗肾移植术后，肾功能异常

23

者，均属给湿邪找出路。

晋师还强调，除邪实为主的疾病要给邪以出路外，以虚损为主的疾病，在补虚的同时也要兼以泻邪。最经典的组方就是六味地黄汤，方中熟地黄、山药、山茱萸补，茯苓、泽泻、牡丹皮泻，补泻相济，乃成平补之功。晋师推崇明代李时珍所言："古人用补药，必兼泻邪，邪去则补药得力，一辟一阖，此乃玄妙。后世不知此理，专一于补，所以久服必致偏胜之害也。"

## ● 提壶揭盖，以通为用 ●

晋师强调人体是一个统一的整体，气机升降出入，以通为用。故上窍不通，下窍多也不通；浊气上逆，多下窍不通，无法下行；清气在下，多上窍有郁闭。晋师常用"提壶揭盖"法，如症见咳喘、气急、气逆、胸闷、烦躁、口渴、小便不畅，甚或癃闭，或周身水肿、咽喉疼的风水证，多用开宣肺气法，上窍通，则下窍利，而肿自消，正如朱丹溪所讲"吾以吐通小便，譬如滴水之器，上窍闭则下窍无以自通，必上窍开而下窍之水出焉"。再如因肺气郁闭而致的大便秘结，多用开宣肺气而获效。除此之外，女子的闭经、月经量少等也为下窍不通的情况，晋师方中也常配伍开宣肺气的药物，常用荆芥，此药不仅可开宣肺气，升阳以开上窍，还可理血，为晋师妇科常用药。此外，男子癃闭、精闭等证也可应用"提壶揭盖"法，常配伍柴胡，此药不仅升阳，还入肝胆经，恰为男科病常见病位。

"提壶揭盖"不仅仅是开上窍、利下窍，此法反映的是调畅气机，以通为用的治疗法则，还可应用于多种疾病。如治疗咽痛、头痛，属浊气上逆而致者，用大黄、蚕沙等以导大便降浊，从而达釜底抽薪之目的；再如咳喘气急，痰浊壅盛，不能平卧，则用通腑降浊之法，下窍通，浊气降，则咳喘平。治实证如此，治虚证亦是如此。如对老年性便秘用益气升阳法，使清阳升则浊阴自降，大便出。再如虚火咽痛及口腔溃疡，通过滋补肾阴，阴复则上症自愈。晋师这一调畅气机，以通为用的治疗方法，临证举验，每获捷效。

## ● 重视脾胃，升降有则 ●

脾胃同居中焦，一脏一腑，以膜相连，胃主受纳，脾主运化，共为后天之本，气血生化之源。五脏六腑、四肢百骸之精气皆源于脾胃。脾胃功能正常，正气充足，则体健少疾，即使患病，亦抗邪有力，病易向愈；反之，脾胃功能失常，正气不足，则体弱易病，且一旦受病，因抗邪无力，其病亦多缠绵难愈。正所谓"脾胃不足，百病由生"。故晋师临证，十分重视调理后天脾胃，凡视疾诊病，必先问脾胃，凡遣方用药，必顾护脾胃。

脾喜刚燥，主运化，以升为安；胃喜柔润，主受纳，以降为和，二者相反相成，故晋师认为治疗脾胃病的关键在于斡旋枢机，调节升降，与之相应的是脾胃病用药应刚柔相济、升降相因、燥润相和。正如《临证指南医案·脾胃》所言："总之脾胃之病，虚实寒热，宜燥宜润，固当详辨。其于'升降'二字，尤为紧要，盖脾气下陷固病，即使不陷，而但不健运，已病矣；胃气上逆固病，即不上逆，但不通降，亦病矣。"

晋师临床时，凡遇儿疾者，常以调和脾胃为要，收效极佳。常言："小儿之疾，重在调脾胃，脾胃和，则诸症消。"

病案一 ┤ 门诊病历 ├

晋师曾治疗一3岁小儿，患儿3个月前感冒后出现时喘，无咳嗽，无发热，便秘，口臭，睡时汗多，舌淡胖苔白。予三拗汤合六君子汤加减，

医论撷英

处方：麻黄 3g，杏仁 4g，炙甘草 2g，北沙参 9g，白术 6g，茯苓 6g，半夏 6g，陈皮 6g，炒麦芽 6g，炒谷芽 6g，焦山楂 6g，焦神曲 6g，蒲公英 9g，龙骨 12g，牡蛎 12g，生大黄 1g，益智仁 2g，连翘 3g。2 日 1 剂。

**按语**

全方仅以三拗汤治肺，通过麻黄、杏仁一升一降恢复肺之气机升降平衡，龙骨、牡蛎敛汗，余下药物全为脾胃而设，六君子汤健脾益气，炒二芽配伍焦三仙消积化滞助运化，蒲公英清胃热，益智仁、连翘为晋师治疗脾胃病常用对药，一温一凉，温脾清热，消胃胀效果很好，最后配伍 1g 大黄泻下，浊气下则清气上，气机则可通。

病案二　　　门诊病历

晋师治疗一 5 岁小儿湿疹，患儿无其余不适，仅表现为下身反复发作的湿疹，西医治疗虽有效，但治愈后不久复发，舌淡胖苔白略腻，晋师以玉屏风散配伍六君子汤加减，处方：芡实 9g，荆芥 2g，黄芪 9g，白术 6g，茯苓 6g，炙甘草 2g，半夏 4g，陈皮 4g，防风 2g，牡蛎 9g，补骨脂 6g，菝葜 6g，炒麦芽 6g，炒谷芽 6g，党参 6g。2 日 1 剂。

**按语**

晋师认为小儿湿疹，一般为脾不足，以健脾除湿为主，故用六君子汤加减；肺与脾为气与水的关系，小儿肺常不足，故在健脾时也应考虑到肺，故配伍玉屏风散；另外，除湿记得用风药，风能胜湿，但剂量宜小，过重则湿邪不去而反有伤脾胃、耗正气之弊，故配伍 2g 荆芥；芡实、牡蛎都为收涩而用；菝葜则为晋师治疗下身疾病常用，此药可以祛风湿，利小便，消肿毒，其归足厥阴肝经和足少阴肾经，故与下身、外阴关系密切，故凡治疗外阴湿疹、外阴白斑、带下臭秽、淋证等，晋师常配伍使用。

晋师诊治一例小儿抽动症，患儿，男，9岁，患有抽动秽语综合征，不自主抽动，说脏话，喜爱吸吮自己舌头，脾气大，怕冷，舌红苔白滑。予六君子汤加天麻、钩藤加减治疗。处方：钩藤9g，党参9g，白术9g，茯苓9g，炙甘草3g，半夏6g，天麻6g，麦芽9g，陈皮9g，龙骨12g，牡蛎12g，益智仁3g，连翘4g，蒲公英12g。

**按语**

晋师认为小儿肝常有余，故抽动症肝风内动常见，但也需知晓，小儿脾常不足，脾虚也可生风。且临床小儿抽动症多为脾虚生风，因现代小孩饮食不节，喜吃油炸、寒凉的食物，脾虚基础上又更伤脾；而小儿虽肝常有余，但小孩心思单纯，有脾气、悲伤、疑虑等都随时发泄出来了，因此单纯的肝风内动少见，一般为脾虚生风夹有一些肝风，故常以六君子汤配伍一些息风药，如天麻、钩藤等进行治疗，效果很好。

晋师治疗脾胃病常以益气升阳、降胃滋阴、清利湿热、培土抑木等法。常用方剂如六君子汤、半夏泻心汤等。常用加减法：①烧心泛酸者，加吴茱萸3~6g，海螵蛸15g，瓦楞子15g。②食欲不振者，加焦山楂、焦神曲各12g，炒麦芽、炒谷芽各12g。③便秘者，多加炙大黄3~5g，若效果不佳则改为生大黄。④脘痞腹胀者，加枇杷叶15g，厚朴9g，紫苏梗9g。⑤脘痛明显者，加丹参15g，白芍12~15g，延胡索9g。⑥舌苔厚腻者，加陈皮、半夏、藿香、紫苏梗各9g。⑦萎缩性胃炎，胃阴不足明显者，加沙参24g，麦冬12g，玉竹12g，石斛12g。晋师治疗脾胃病，还注重升降平衡、寒热平调，注重给邪找出路，如大便稀溏者常加荆芥2~5g；用升发之升麻、柴胡，多配伍潜降的龙骨、牡蛎；用寒凉之黄芩、黄连，则每佐以温热之干姜、肉桂。

所谓"治病求本"，晋师认为，此"本"在很大程度上是指脾胃而言。

脾胃和调，生化有源，升降有序，出入均衡，人体进入稳序状态，自然康泰。观晋师平时用药，以纯和见长，少有孟浪之品，亦是基于保脾胃这一基本原则。总之，治病应时时注意顾护胃气，四时用药皆以保胃气为要，否则旧病虽除，而脾胃败伤，后天之本不固，气血生化乏源，不能充养五脏六腑，日后必添新疾。胃以降为和，晋师治胃病，认为只要胃气下降，脾气上升，病人放打几个响屁，肠胃气机通畅了，疾病就会有很大的改善。

关于脾胃病，晋师还认为"三分治七分养"，关键在于平时的调理预防：①情绪对食欲、消化都有很大影响，因此保养脾胃，首先要保持良好的情绪。②饮食应有规律，三餐定时，荤素搭配，切忌暴饮暴食，少吃刺激和难以消化的食物。③注意保暖，特别是腹部，尽量不要敞露在外，天气变化、季节交替之时更应注意，少吃生冷瓜果。④适度锻炼，饭后切忌躺卧，合理作息，避免熬夜加餐等。

## 善用风药，升阳除湿

晋师认为，"风药升阳"，如升柴风药味辛，具宣散发表之作用，一般医家多用于外感病的治疗，用于内伤之病的治疗则甚少。晋师却在内伤病的治疗中，极重视风药的应用。他根据李东垣脾胃论之思想，认为内伤脾胃，必使阳气不能生长，故用辛甘之药滋胃，借风药助肝胆之用，当升当浮，使生长之气旺。李东垣首创补中益气汤，"脾胃之气下流，使谷气不得升浮，是生长之令不行，则无阳以护其荣卫，不任风寒，乃生寒热，皆脾胃之气不足所致也"，方中用升麻、柴胡升举清阳之气，这充分体现东垣用药从脾胃功能出发，重视脏腑升降之机，顺应脏气升发之性，为风药升阳治疗脾胃病的思想，也是晋师以风药升阳治疗脾胃病的理论依据。

晋师对脾胃论之理解还另有深意。晋师认为，当脾胃气虚，升降失司，痰湿中阻，症见纳谷运化失常，欲食不香，脘腹痞胀，大便不爽，舌苔薄腻等，也可以用柴胡、升麻、羌活、独活、防风等风药，升清阳而鼓舞胃气上行。又有"风能胜湿"，脾虚而少运化，湿浊而生，散湿以振奋中焦阳气，使阳升阴降。如脾虚湿盛的泄泻证、脱肛证、水肿证等常于主方中小剂量加入风药一两味，每能收宏效。当注意的是用风药以升举阳气不可久用，中病即止，因过用风药耗气伤津对气虚证、血虚证、阴虚证更能加剧也。

## 滋养肝肾，保养阴精

晋师认为"阴精"，尤其是肝肾之阴，在人体生理、病理上具有重要地位。"阴精"的损伤与否及损伤程度的轻重对疾病的预后、转归具有重要意义，能否保养"阴精"则对人体之生长、盛衰有着密切的关系，对《内经》"阴精所奉其人寿"这一论述尤有所悟。在长期临床体会中，逐渐形成了自己的"滋养肝肾之阴"的学术思想。

"肝肾之阴"属精髓，盖肾藏精，肝藏血，精血皆属阴，且彼此互生，一衰俱衰，一盛俱盛，即乙癸同源，故肝肾之阴常相提并论。精为髓之源，髓能充脑、壮骨，精亏则"髓海不足，脑转耳鸣，胫酸眩冒"；肝肾同居下焦，"精髓"常静而不动，为阴之至阴，是人体阴之根本。晋师认为，人多动少静、郁怒等七情失调、五志化火多耗伤阴血，伤及五脏之阴，尤以肝肾之阴为主。这是因为肝肾之阴是人体阴中之至阴，因此，慢性耗伤的杂病伤阴，以伤及肝肾之阴为主。由此可见，养肝肾之阴实为治疗杂病的治本之法。另外，肝肾之阴不足，也可导致他脏病变，在这种情况下，往往应从滋养肝肾着手。如"木火刑金"之咳嗽、咯血、胸痛，常用滋阴以清金降逆，壮水以清火化痰，使金水相生而诸病皆愈。又如对"心肾不交""坎离失济"的心烦不寐证，晋师常先滋肾水，待在下之肾阴得充，肾水上承，坎离既济，则心烦不寐自已。晋师尤其重视睡子午觉，认为子时乃肝经所旺之时，全身血液归肝，此时是保养肝阴最佳之时，长期熬夜，则肝阴耗损、精血日亏，而生他脏病变。

晋师选用滋养肝肾的药物亦别有所悟，认为除肝肾阴精大亏需选用大量滋腻厚味，以复其已耗之精外，一般肝肾阴亏者，只需选用滋而不腻之品，如女贞子、墨旱莲、沙苑子、桑寄生、山萸肉、桑椹、白芍等即可，慎用滋腻厚重之品以防滋而碍胃，腻而滞气，脾胃失健，后天乏源，先天失养。如此则能灵活运用滋养肝肾之法，达到既滋养了先天（肝肾）又不碍后天（脾胃）的理想境地。

## · 固护阳气，脾肾为先 ·

晋师临床非常重视人体阳气的固护，他认为"留得一分阳气，便有一分生机"。晋师常挂在嘴边的两句话，一是《素问·生气通天论》的"阳气者，若天与日，失其所则折寿而不彰"，二是《类经附翼·求正录》的"天之大宝只此一丸红日，人之大宝只此一息真阳"，可见其对阳气的重视。晋师尤其重视脾、肾之阳，临床善用干姜、肉桂、附片、桂枝、益智仁、补骨脂等温通脾肾之阳的药物。尤善用干姜、肉桂，认为该二药在阴药的监制下可制约其燥性，一温脾阳，一助肾阳，脾肾阳旺，则诸阳均盛。晋师对附子亦情有独钟，认为补阳、温阳最有力者，莫若附子，凡症见面色苍白、汗出溲清、舌淡、脉沉等阳虚重症，均大胆使用附子，常佐龙骨、牡蛎以敛浮阳或加用白芍以制亢阳。虽常用附子补阳，但附子用量多不大，一般不超过12g，常用剂量为6～9g。一般为对于湿盛之证，亦多用温阳之品，认为"湿非温不化"。即使对于湿热之证，晋师亦常在清热燥湿的同时佐用干姜，以防止湿热损伤脾阳。因此，处处顾护脾肾阳气的思想亦是晋师重要学术观点之一。

如晋师治疗一扩张型心肌病患者，全身凹陷性水肿，喘息乏力不得卧，奄奄一息。晋师仔细诊查病情，见全身浮肿，喘息乏力气短，语音低微，脉象细沉而微，此乃阳气极弱之象，水饮犯溢肌肤，即处以温阳利水之二仙参附强心汤5剂，每日1剂，少量频服。一周后复诊，患者全身水肿明显消退，步入诊室，犹如换了一人，精神好转，信心大增。继以温阳利水之法治疗一年，复查心脏彩超各项指标居然均恢复正常，之前曾接诊过该患者的西医都不禁感叹中医疗效之神奇。晋师注重扶阳之理，运用温阳利水之二仙参附强心汤治疗心源性水肿，四逆汤治疗四肢冰冷的月经不调等均取得明显疗效。

## 水湿痰饮，异形同源

晋师常言，水、湿、痰、饮，异形同源，均是阴寒之物，得温则行。临床常用姜、附、桂等辛温之品以温化痰饮水湿、通行水道。"病痰饮者，当以温药和之"，除用温药外，晋师用药特别注意"和"，温而不可过，以防化燥伤阴。其组方配伍要点如下：①因水、湿、痰、饮均为阴邪，黏滞难以速除，故必缓缓祛之，宜选用藿香、草果、白豆蔻、石菖蒲、干姜、半夏、苍术、桂枝辛温轻宣之品。慎用大辛大热，因其温散太过，用之不仅湿不能祛，反易助热助湿，使湿热上蒙清窍，内闭心包而导致神昏、耳聋重症。②根据阴邪兼夹，决定温药应用的多少。③治疗时应注意"给邪找出路"，根据水、湿、痰、饮所侵袭人体不同部位，辨证、理法、处方，或从汗解，如羌活胜湿汤；或从三焦而解（宣上、畅中、渗下），如三仁

医论撷英

汤；或从下解（大小便），如茵陈蒿汤、八正散；或从上解（呼吸道），如小青龙汤。④佐以风药，因风为阳药，风能胜湿。⑤治疗痰热，用药避免伤津耗液，助火伤阴，反对一味地消之、化之、燥之，而是选用甘润养阴、生津滋水之化痰之品，以达水充则火降，阴足则金润，火降则痰去，不治痰而痰自化。临床常用清化热痰之药如天花粉、瓜蒌皮、海浮石、鲜竹沥、浙贝母、郁金、竹茹、菖蒲、天竺黄等。

**病案**　门诊病历

患者徐某，男，54岁。因受凉后反复咳嗽、咳痰伴气喘、胸闷半月，多次在医院输液、药店买"消炎药"等治疗后不缓解。症见：咳嗽、咳痰，痰多色白。伴气喘、胸闷，头昏，纳差，脘痞，眠差，夜间出汗，夜尿频。舌质微暗，苔厚腻，脉弦滑。中医辨证属痰浊阻肺，气机不利。治法"温药和之"，予小青龙汤加减治疗。处方：麻黄5g，白芍15g，细辛4g，桂枝9g，干姜5g，炙甘草9g，半夏12g，五味子6g，枳壳9g，竹茹9g，陈皮9g，茯苓12g，浙贝母5g，杏仁12g，桔梗6g，薏苡仁24g，生姜5片。水煎服，日1剂。一周基本病愈。

**按语**

痰饮属有形之阴邪，痰饮形成以后，具有湿浊黏滞特性，既可阻滞气机，影响经脉气血运行，又可表现病证缠绵难愈。饮为阴邪，易伤阳气，得寒则聚，得温则行。以细辛、桂枝、干姜以温化痰涎。为防温而不过，以白芍、五味子和之。痰阻于肺则肺气宣降不利，出现胸闷、咳嗽、气喘、痰多；由于患者多次静脉点滴和口服消炎药使脾胃阳气受损而见纳差、脘痞、苔厚腻，治疗时以桔梗、杏仁、枳壳恢复肺之宣降功能，以半夏、陈皮、炙甘草燥湿化痰，理气和中。加入少量竹茹既化痰，又防温化太过，使全方成为具小青龙汤、温胆汤、二陈汤为一体的合方，共奏温肺化饮、燥湿化痰、理气和中之功。晋师认为现代医学之抗生素、输液液体均属于寒凉之物，必具寒性，易伤阳气，且所补之液体并非机体本身所需，势必影响肺脾肾之水液代谢而增加痰饮产生，这可能就是有些痰饮患者反复输液治疗不缓解的原因。

## 中医要精，西医要通

晋师并不排斥西医，他认为中医和西医作为两种不同的医学体系，各有所长，亦各有所短，二者之间需相互学习，取长补短。作为现代中医，很有必要学习西医，而且要把西医学通，学习并借助西医之长使中医之长得到更好的发挥和提高，使中医之短得到更好的修正和完善。但作为中医，更应该把中医学精，"西医要通、中医要精"。西医的辨病论治，是建立在病因、病理、生理、病理、解剖等基础上的，以临床客观检查为依据，故观察较具体、细致，特异性亦较强。而中医的辨证论治是以整体恒动观为指导的，全面收集、分析各种证据而做出诊断，它把人体看作一个和自然界息息相通的统一整体，故把调动、扶持、恢复人体自身的抗病能力和调节能力作为治疗的出发点和归宿，即以顾护正气为出发点，并充分考虑个体差异，因时、因地、因人制宜，在诊断和治疗上比较全面、灵活、注重动态变化。西医的病是不变的，即使变亦是量变（由轻转重或由重转轻）或并发症的发生，而中医的证是变化着的，中西医作为两种不同的医学体系，结合起来并非易事，晋师认为，中西医结合已研究几十年，虽取得了一定的成果，但总的来说仍处于探索起步阶段。他认为，现阶段的中西医结合只是"穿靴戴帽"的"中西医结合"，充其量可以称为"中西医配合"，因为中西医理论体系完全不同。虽然现代药理研究提示具有某种特定治疗效果的药物也可有针对性地选用配伍，如在乙肝治疗中，常在辨证用药基础上，加上猪苓、茯苓、灵芝等，现代药理研究证实含有黏多糖类药物可提高疗效。又如在肝肾阴虚型冠心病治疗中，常选用具有扩冠降脂作用的桑寄生、何首乌、山楂等药，而避用具有缩冠作用的生地黄。但在处方中，这些药应该作为佐使药而不是主药使用，主方还是通过中医辨证所得，若抛弃中医的理论体系，完全用西医来代替，不但不能发展中医，反而会阻碍中医的发展。

## 用药轻灵，取效为先

晋师临床广泛吸取他人有益经验，用药稳健持重，不冒奇险，不求侥幸，遣方不以奇古罕见邀功、用药不以量重取胜，方药切中病情，虽四两之力，可拨千斤之重，处方平淡而不落俗套，神奇往往寓于平淡之中。山不在高，有仙则名，药不在重，有效则灵；治病不投方，哪怕用船装。晋师用药虽均为平淡之品，却达到了药到病除之效。晋师常说，治病要以疗效为先，切勿追求经济效益，常教导我们"廉效为用药的最高境界"。他既反对以经济利益为主导的开大处方、贵重药的行为，又反对以炫耀自己之能为主导的开罕见药品行为。晋师很同意岳美中老中医述同乡谷鸿翔先生语："药须平淡，平淡到无病之人可服，而有病之人又须必效。"

晋师曾跟随戴裕光戴老学习，故其理论思想很多继承自戴老，在其当年于解放军总医院读中医师承制博士期间，曾结合自己的临床实践，总结出戴老的一些临床经验。这部分内容继承自晋师所写零金碎玉，并在此基础上根据跟师所得和平时听课有所延伸扩展，并对每个条文进行了讲解分析，部分条文配有病案，以期对各位同道有所启发。

## • 升清降浊理脾胃 •

### 按语

升清则浊降，降浊则清升，升清降浊理论是基于脾胃的基本功能而来，脾主升清，胃主降浊，清升浊降，则气机通畅；若脾胃功能失常，清阳不升，浊阴不降，则见脘腹痞满、恶心呕吐、肠鸣泄泻等症，因此晋师治疗脾胃病非常重视升清降浊。若患者出现明显的口苦、口黏表现，则说明有浊气上逆，此时当以降浊为主，可予生大黄泻下，下通则上清，浊降则自然清升。若患者出现大便不畅等浊气不降的表现，可配伍柴胡、升麻、葛根等升药，清气上升则浊气自降。

谢某，女，35 岁。医生。因大便燥结难解 3 年来诊，3 年前患者因工作紧张，出现大便燥结，难解，2~3 日一行，自行服用排毒养颜胶囊，短期症状可缓解，但停药则症状复出。并逐渐出现面部色素沉着，月经不规律，量少，头昏，疲倦，乳房胀痛，腰酸痛。辨证为气血亏虚，升降失调，当补益气血，升清降浊。处方：桃仁 9g，瓜蒌子 15g，柴胡 4g，升麻 6g，牡丹皮 9g，肉苁蓉 24g，枳壳 9g，厚朴 12g，赤芍 12g，当归 9g，怀牛膝 15g，党参 12g，黄芪 15g，天花粉 9g，香附 12g，生甘草 6g。7 剂，水煎服。二诊面部色素减轻，乳房胀痛减轻，大便已畅，日一行，质软，舌淡红，苔薄，脉沉。继服前方 30 余剂，随访症状消除。此患者既往因大便秘结，长期服用排毒养颜胶囊致胃肠功能紊乱，晋师在治疗各种气机失调的疾病中，多善用"疏调气机"之法，使清者自升，浊者自降。所谓升清以降浊，降浊以升清，升降结合用药，而不单纯一味降浊、通便。结合病因，辨证施药，从而达到很好的效果。此例方中柴胡、升麻轻用，升清以降浊；枳壳、厚朴重用降浊，降浊以升清；当归、肉苁蓉养血润肠；香附疏肝理气；赤芍、牡丹皮凉血；党参健运脾胃；桃仁活血润肠；怀牛膝补肾；瓜蒌子宽胸；天花粉清化痰热，全剂配伍有法有方。

## 灵活使用二至丸

**按语**

临床上晋师常常以桑寄生代替墨旱莲，晋师认为墨旱莲的作用偏重于固齿，乌须、凉血止血，而桑寄生的补肾、强腰膝、安胎元之力强于墨旱莲，而临床使用二至丸多为肝肾亏虚的患者，故常以桑寄生代墨旱莲。晋师喜欢用桑寄生，不仅在妇科疾病、腰椎疾病中需要补肾时多用，而且在治疗心律失常时也常用。他认为此药有明显的抗心律失常的作用，这也体现了晋师组方用药的一大特点，即主方通过中医辨证所得，而配伍的臣药、佐药，不固守其中药特性，也会考虑现代药理作用，不拘泥于传统还是现代，灵活用药。桑寄生在治疗心律失常时用量多为24g。

## ◦ 补方之要桂枝汤 ◦

**按语**

　　以桂枝汤为第一补方。清代医家徐彬有谓"桂枝汤，外证得之，解肌和营卫；内证得之，化气调阴阳"；刘渡舟言："桂枝汤调和营卫，是在调和脾胃的基础上建立起来的，由此推论，桂枝汤调和营卫乃其末，调和脾胃是其本，发汗解肌是其末，鼓舞中气使谷转内充，揆度阴阳的运行是其本。"因此，晋师认为桂枝汤非解表方，乃补方，脾乃营之本，胃乃卫之源，故桂枝汤外能调和营卫，内则健脾和胃，凡患者有阴阳不调，营卫不和之征，临床常用桂枝汤加减以调和阴阳。

**病案**　　**门诊病历**

　　段某，女，80岁，冠心病，高血压，现症见乏力，心悸，颈痒，腿疼，足凉，双下肢无力，眠可，二便可，脉细，舌紫暗淡，苔薄白。治疗以补虚为主。处方：党参12g，黄芪18g，当归9g，炒白术12g，茯苓12g，龙眼肉12g，桂枝9g，白芍12g，大枣15g，淫羊藿24g，仙鹤草24g，菟丝子15g，炙甘草9g，丹参9g，乌药6g。方用归脾汤合桂枝汤加减，归脾汤补心脾之气，桂枝汤调和阴阳，同时有健脾和胃、温运阳气之效。

## ◆ 阳事亢多肝阴虚 ◆

**按语**

　　紧张即阳事亢进，多肝阴虚也。肝主筋，藏魂，肝不足，则筋失所养，魂无所藏。而宗筋为诸筋之汇，《黄帝内经》又有"前阴者，宗筋之所聚"，故男子前阴，即男子生殖器与肝关系密切。筋喜柔恶刚，最怕紧张，而男性为阳刚之体，相较于女性气多血少，阴弱阳旺，故易患阳亢阴虚之证。因此晋师认为，男性精神紧张时肝阳亢奋，日久易导致肝阴亏虚，表现为紧张、惊慌害怕，宗筋失养，阳事亢进，欲望强烈，但早早了事。

## ◆ 舌不利或为虚热或为痰 ◆

**按语**

　　晋师认为舌不利即舌不灵活，多为阴虚和痰邪交结在一起，尤其在治疗出血性中风的时候，一般不用活血的方法，采用化痰滋阴的治法，往往有很好的疗效。

## ◆ 诸风掉眩皆从肝论 ◆

**按语**

　　此句出自《黄帝内经》病机十九条"诸风掉眩，皆属于肝"。"掉"

本义是动摇，由此引申出的症状指身体摇晃欲倒地，走路不稳。但"掉"还有个意思是缺损、消失，比如我们平时说的"掉色"就是用的这个含义，因此晋师认为，一些涉及缺失、缺损的疾病，比如感觉障碍、视野缺损、耳聋等疾病，也可考虑从肝论治。"眩"的意思是眼睛昏花，看东西动摇不定，因此一些老年眼花、眩晕、梅尼埃病等病症可考虑从肝论治；同时"眩"还有迷惑的意思，所以一些有"犯迷糊"表现的疾病也可以考虑从肝论治，如阿尔茨海默病、帕金森等。另外，虽然该条文是《黄帝内经》中治疗眩晕类疾病的基本原则，但晋师认为临床上不能一概而论，需抓病机，辨证论治。临床上有些"掉眩"不在肝者，如《黄帝内经》亦有"上气不足，脑为之不满，耳为之苦鸣，头为之苦倾，目为之眩……"的记载，其病为中气不足，脑窍失养，应用补中益气汤加减就能收到非常好的效果。再如，晋师曾诊治一位梅尼埃病患者，患者虽表现眩晕如坐舟车，不能站立行走，易复发，但晋师辨证为水湿内停，痰饮化风，应用五苓散加减，健脾利湿，化气行水，药到病除，且不复发。

## 重用白术疗便秘

**按语**

　　白术一药，古来医家常用以燥湿健脾，乃治疗便溏之要药。但燥湿健脾以炒白术力量最强，不论脾胃虚寒之理中丸，还是脾虚湿盛之参苓白术散，均使用的炒白术。相对而言，生白术燥湿健脾力量减轻，但其通便的能力大大提升，具有很明显的治疗便秘的作用。《伤寒杂病论》就有"伤寒八九日，风湿相搏，身体疼烦，不能自转侧，不呕不渴，脉浮虚而涩者，桂枝附子汤主之。若大便坚，小便自利者，去桂加白术汤主之"。晋师认为，顽固性便秘的根源在于脾的运化功能失调，脾不能为胃行其津

碎玉零玑

液，因此大便干燥，此时用大剂量生白术（用量可达 45～60g，剂量太小则无用），脾运则津生，为顽固性便秘的治本之法。

**病案**　　　　　　门诊病历

李某，女，40 岁，政府职员，患者因吃火锅后出现大便 5 日未解，腹胀痛，纳寐差，小便黄。无恶心呕吐、无转移性腹痛、无发热。查体：心肺体征阴性，腹软，左下腹稍硬，深压可触及肠型，舌红，苔黄腻，脉弦滑。西医诊断：便秘。中医诊断：便秘（痰湿阻滞、升降失常）。当除湿化痰、升清降浊。以升降汤加减。处方：生白术 45g，蒲公英 30g，蚕沙 15g（包煎），陈皮 9g，厚朴 9g，当归 9g，白芍 24g，柴胡 3g，升麻 4g，杏仁 12g，牛膝 12g，乌药 6g，香附 6g，枇杷叶 15g，制大黄 3g，延胡索 9g。半月后随访，患者大便已恢复正常。升降汤即为晋师治疗顽固性便秘的常用方，组方要点即为使用大剂量生白术为君药，临床疗效极佳。


## · 当归重用则滑肠 ·

**按语**

当归重用则滑肠，便秘者用之则润肠。当归性柔而润，有养血润燥、补血调经、滑肠通便之功。当归润肠通便，是因为它补血，血液也是津液，而且用当归来通便不会损伤正气。晋师经验方"升降汤"中就配有当归。晋师在临床使用当归治疗便秘时还指出：凡老年人、体虚者、妇人产后津液不足，血虚肠燥，大便秘结者均宜使用，但不能重用，因当归、生地黄的油脂重，重用容易导滞滑肠。与之相应在治疗其他病证时，药方中若配伍了较大剂量的当归则会引起便溏，故在使用时需提前告知患者。

## 辨证抓主要矛盾

**按语**

晋师强调，辨证论治是中医的核心、精髓，张仲景《伤寒杂病论》开创了辨证论治的先河，要学习医圣的辨证思维，通过望、闻、问、切四诊，详细采集患者的异常现象（含辅助检查报告）、症状、体征，认识疾病是透过现象看本质，寻找蛛丝马迹，抽丝剥茧，分析找出主要矛盾，然后抓主证，"观其脉证，（通过辨脉证，鉴别辨清病位、病因、病机），知犯何逆（何病位、病因、病机），随证治之"，以应疾病无穷之变。在辨证基础上，晋师还强调抓主要矛盾，临床上患者对自己疾病症状的论述很多，开方不能按点开方，说一个症状加一味药，要抓主要矛盾。晋师临床开方不喜欢用太大的方子，药味一般为 12～16 味药，其一是方子越大，价格越贵，会增加患者负担；其二是方子越大，药物之间相互作用越多，那么很有可能辅助药物的药性就掩盖了主方主药的功效，反而造成方子的效果不好。所以辨证要抓主要矛盾，把一个症放在一个证中去分析，只要辨证准确，主方选用恰当，其他症状自然随证而解。

## 调肝宜疏肝运脾

**按语**

《金匮要略》有"见肝之病，知肝传脾，当先实脾"，从五行乘侮来看，肝木易克伐脾土，因此见肝区不适，从治未病的思想来看，要考虑到脾。因此，晋师治疗肝区不适的疾病，常疏肝运脾，疏肝常用柴胡、白芍、郁金、苏梗、香附，运脾常用干姜、肉桂、高良姜。晋师强调治肝病，慎用猛烈的破气、活血药物，常常用平淡轻灵之药，疏肝不忘温脾、运脾，健脾不忘行气，久久为功，常获奇效。

## ● 单纯健脾易壅滞 ●

### 按语

晋师认为单纯健脾易壅滞，因健脾药多为甘味药，健脾则说明原本有脾不足，脾不足，运化无力，再予以大量甘味药物则一定会引起壅滞，此时应配伍运脾的药物，或加少量行气药，如苏梗、陈皮等。

## ● 补虚常用仙鹤草 ●

### 按语

仙鹤草，归心、肝、脾经，具有收敛止血、补虚的作用，它在民间又有一个名字叫脱力草，据说是因为动物非常乏力、气虚的时候，主人就会割仙鹤草熬成水喂给它喝。因此晋师常用仙鹤草治疗虚性疾病。同时，因为此药有解毒的功效，其提取物具有一定的抗肿瘤活性，故对于肿瘤患者，尤其是放化疗后出现明显虚损表现的患者，晋师药方中常常配伍仙鹤草，剂量一般为 18～24g。此外仙鹤草还有清热解毒、利尿消肿、改善肝脏功能的作用，因此对于一些肝病晚期的患者，也常配伍仙鹤草。

## 便秘口臭晚蚕沙

**按语**

晚蚕沙为蚕蛾科家蚕属动物家蚕蛾幼虫的干燥粪便，味甘、辛、温，归肝、脾、胃经，具有祛风除湿、和胃化浊的功效。对于便秘、口臭的患者，晋师常配伍此药，一般重用到15g，因为此药祛湿而不燥，且可润大便，即所谓降浊而升清，腑气通，浊气降，口臭除。

## 咳嗽多从肺脾肾治

**按语**

肺不伤则不咳，脾不伤则不久咳，肾不伤则咳不喘。虽言"五脏六腑皆令人咳"，但晋师治疗咳嗽多从肺脾肾三脏治疗。若疾病初起，或初犯外感，则病位多在肺，当以恢复肺之宣降为主，晋师常用三拗汤加味治疗；若咳嗽日久，邪气已由肺传至脾胃，此时当肺脾共治，晋师常以六君子汤合三拗汤加减治疗；若患者出现了喘的症状，多有肾不纳气，此时应配伍补肾药物，如补骨脂、乌药等。除此之外，小儿脾常不足，故小儿咳嗽多有脾虚，需脾肺共治；老年人常肾不足，故老年人咳嗽多有肾不纳气，需肺肾共治。

下举三则病案以助理解。

**病案一** 门诊病历

患者男性，35 岁，因"感冒 4 天"就诊，现症见咳嗽，痰不多，咳即肺痛，无咽痛，乏力，虚汗出，口干喜热饮，舌淡红苔薄白，脉浮大。此案患者新患外感，病位较浅，在肺卫，故以治疗肺卫为主，患者乏力，虚汗出，此为明显的表阳虚不固的表现，故用桂枝汤加味。处方：桂枝 9g，白芍 12g，大枣 15g，炙甘草 4g，仙鹤草 18g，枇杷叶 15g，生姜 2 片。

**病案二** 门诊病历

患儿，女，3 岁，因"咳嗽两个月"就诊，现症见咳嗽，清嗓子，颈部淋巴结肿大，嗅觉失灵，口臭，纳差，平素易感冒，有鼻炎、咽炎，发育缓慢，舌尖红苔白腻。此案患者为小儿，已咳嗽两个月，小儿本就脾常不足，再加上咳嗽日久，病必及脾。嗅觉失灵即为脾虚生湿，湿阻清窍所致，故治疗以六君子汤合三拗汤加味。处方：麻黄 3g，杏仁 4g，炙甘草 2g，陈皮 6g，半夏 6g，茯苓 6g，白术 6g，沙参 6g，蒲公英 9g，白茅根 6g，炒麦芽 6g，炒谷芽 6g，细辛 2g，诃子 3g，辛夷 3g。

**病案三** 门诊病历

患者，男，63 岁，因"肺癌 3 年"就诊，现症见咳嗽，痰多，咳吐黄白痰，牙疼，二便正常，纳眠可。舌暗苔白略腻，脉沉滑。晋师治疗肺癌，多从痰湿治疗，此案患者年龄较大，多有肾不足，故方中配伍补骨脂补肾纳气，处方：桔梗 4g，薏苡仁 24g，牡蛎 18g，枇杷叶 15g，乌药 6g，白芥子 4g，车前草 12g，炙甘草 3g，补骨脂 12g，茯苓 12g，陈皮 9g，半夏 12g，芦根 12g，浙贝母 5g，仙鹤草 24g。

## • 湿热痰浊需清化 •

### 按语

清化湿热痰浊以润下。晋师常用蚕沙、蒲公英、瓜蒌子组合清化湿热痰浊，润肠通便而不伤胃。晚蚕沙和胃化浊，浊气降则清气升；蒲公英清热解毒，消痈散结，且大剂量蒲公英（20～30g）可以滑肠；瓜蒌子润肠通便，三者配伍，主要用于治疗肠燥便秘。

### 病案　　门诊病历

苏某，男，45岁，公务员，因大便干结伴口臭5个月来诊。患者因工作接待，常饮酒，近5个月来，大便常干结，2～3日1次，口臭，平时吃三黄片好转，现吃三黄片无效来诊，诊时见：大便3日未解，口臭，腹胀，口干苦，舌红苔黄腻，脉滑。辨证为湿热痰浊，交结中阻，当清热化痰，升清降浊，予升降汤加减，处方：蒲公英24g，晚蚕沙15g（包煎），瓜蒌子24g，柴胡4g，升麻6g，葛根15g，黄连9g，半夏12g，竹茹15g，枳壳9g，厚朴12g，天花粉9g，枇杷叶15g，生甘草6g。3剂，嘱每日晨起按时蹲厕。二诊，服前方后排便正常，每日1次，所伴随的腹胀、口臭、口干口苦症状改善，舌脉象无异常。原方中加石菖蒲10g，服20余剂，随访，症状消除。该患者喜饮酒，膏粱厚味，湿热痰浊，蕴结中焦，口干口苦，气机升降失调，故浊气上逆，口臭。予蒲公英、晚蚕沙、黄连，清化湿热以润下；制半夏、竹茹、石菖蒲、天花粉、瓜蒌子化痰浊；柴胡、升麻轻用，升清以降浊；枳壳、厚朴重用降浊；葛根有解酒之功；枇杷叶降肺气，肺气降，腑气通，浊气降。全方配合有清热化痰、升清降浊之功。

碎玉零玑

## • 风药升清降浊择轻重 •

### 按语

升麻、柴胡量轻以升清，厚朴、枳壳量重以降浊。晋师常用风药升清，用量宜轻，非轻不举，如用补中益气汤时，升麻、柴胡（一般4~6g）以升清。这体现了晋师用药剂量的准确，一般来说，晋师使用升麻，若取其升清功效时，用量为4~6g，若升麻用10g以上，则用于清热解毒，如清胃散。柴胡升清，用量为4~6g；若柴胡剂量为12~15g，则主要用于疏肝，如柴胡疏肝散中的柴胡；柴胡剂量为15~18g多用于退热，如小柴胡汤中柴胡；若柴胡剂量较大，达到了20~25g，则主要用于解毒，如阴囊湿疹、带下病、性病等。在泻浊时，则非重不沉，如用大、小承气汤时，用厚朴、枳壳量重（一般9~12g）以降浊。

## • 半夏泻心疗胃病 •

### 按语

晋师临床治疗胃病喜用半夏泻心汤加减，晋师讲到半夏泻心汤是千古治疗脾胃第一方，天下奇方，方中寒热并用，辛开苦降，补清结合，有调和寒热、调和虚实、调和脾胃、调和阴阳、调和气机升降之功，正符合脾胃为中焦枢纽、脾主升易虚、胃主降易实的特点，临床根据症状调节寒、热、补、清药的用量，常会收到满意疗效。晋师同时强调此方煎服方法，一定按医圣之意，"以水一斗，煮取六升，去渣，再煎取三升，温服一升，日三服"，本来胃不适，浓缩服，减轻胃的负担，才能提高疗效。

马某，男，52岁，因胃脘胀满两天来诊。喜饮酒，两天前因喝冰冻啤酒，出现胃脘胀满，呃逆，肠鸣，服沉香化气丸、陈香露白露片无效来诊。现症见胃脘胀满，呃逆，不欲食，恶心欲吐，肠鸣，口干不饮，大便溏，1日2次，无里急感，舌淡红苔黄白腻。该患者为脾胃寒热错杂、虚实夹杂、升降失调之证，当调和脾胃，降逆止呕，消痞散结，予半夏泻心汤加减治疗。处方：紫苏梗9g，黄芩6g，黄连4g，炙甘草6g，法半夏9g，干姜6g，大枣12g，党参15g，5剂，加水1000mL煎取600mL，去渣再煎，取300mL，分3次服，服5剂后症状消除。患者喝冰冻啤酒后，出现胃脘胀满，打呃，欲呕，肠鸣，下利，苔黄白腻，与《金匮要略》"呕而肠鸣，心下痞者"的半夏泻心汤证相合，故以原方治疗，效如桴鼓。

## · 舌苔厚腻平胃散 ·

**按语**

平胃散由厚朴、陈皮、苍术、甘草组成。平胃散里厚朴、陈皮，都是行气消胀健脾的药物，苍术能健脾，而且能祛风湿，全方具有燥湿健脾、理气开胃的功效，主要用于治疗湿滞脾胃导致的脾胃不和。症状主要包括腹部胀满，饮食减少，粪便稀软和舌苔厚腻。晋师临床应用平胃散，以苔是否厚腻为用方要点，苔不腻不用平胃散，苔厚腻必用平胃散。且晋师强调一般使用平胃散时不用甘草，甘草味甘，怕其碍邪。

刘某，52岁，农民，喜饮酒，因胃脘胀1个月，加重3天来诊。平时胃胀，服藿香正气液症状减轻，此次无效，诊时见：胃脘胀，不欲食，食则胀，口干不欲饮，无口苦，大便溏，舌淡，苔白厚腻。辨为湿困脾胃、气机不畅之证，当燥湿健脾，理气开胃，以平胃散加减，处方：藿香9g，苏梗9g，苍术9g，厚朴12g，陈皮12g，生姜10g，大枣12g。随访症状消除。晋师化湿常用温药和风药，在治疗胃部疾病辨证有湿的患者时，常配伍苏梗、藿香进行治疗。

## 泄泻需辨寒热虚实

**按语**

晋师认为，泄泻一病，新病多湿热，旧病多下元虚寒不固，脾虚运化失常。寒者温涩之，常用赤石脂禹余粮汤加减；热者，清利之，常用葛根芩连汤加减；脾虚则健脾利湿，常用参苓白术散、归脾汤加减。

泄泻属寒者，多久病不愈，复利不止，是下元虚寒，水气不化为患所致。土能制水，赤石脂为土之刚，色赤入丙火，助火生土；禹余粮色黄入戊土，实胃涩肠，与赤石脂都属于土之精气所结，味甘温先入脾，能坚固堤防而平水气之充，固肠虚而收其滑脱，理下焦而实中宫。晋师常说，久泻滑脱如年老者，多脾肾气虚，只补不固，徒劳无益。因此，宜加干姜（炮姜）、附子、肉桂、山药之类以温补肾阳，同时也要引邪外出，给邪以出路，稍加化湿之豆蔻、荆芥。

曾有一老农，因劳作饮冷后发腹泻，在当地医院治疗后稍有缓解，但仍每日泻稀便 2~3 次，寻数位名医均以参、术、草、姜等理中之类治疗，疗效欠佳。晋师察舌按脉，予赤石脂禹余粮加减（赤石脂 30g，禹余粮 24g，炮姜 6g，肉桂 3g，乌药 6g，肉豆蔻 4g，白豆蔻 4g，炒白术 15g，党参 15g，荆芥 4g，山药 24g），7 剂而愈。

**按语**

泄泻属热者，多属新病，突感湿热之邪入里，或先感寒湿之邪不解，入里阳明胃肠化热而成。主要病机是湿热入里蕴结，下迫大肠。晋师常言，主病有主方。只要是胃肠湿热证，不管是大便稀溏或水样，甚至大便次数不多但黏稠不爽者，均可应用葛根芩连汤加减。

门诊曾遇一小学生患者，9 岁，因"高热伴腹泻 3 日"就诊，西医诊断为"诺如病毒感染"，经抗病毒等治疗高热不退，他医以藿朴夏苓汤治疗不效。晋师则辨为表邪不解、湿热内蕴证，以葛根芩连汤加减（葛根 15g，黄芩 3g，黄连 6g，甘草 3g，紫苏叶 6g，紫苏梗 6g，藿香 6g，茯苓 12g，香薷 6g，白豆蔻 4g，通草 4g，荆芥 3g）3 剂而利止热退。

**按语**

脾虚之泄泻，常因饮食不节，如喜食冷饮、寒凉药物、暴饮暴食、过食肥甘等原因导致脾胃运化功能失调，传导失司，升降失调，脾不升清，胃不降浊，水谷停滞所致。常因饮冷，或受凉，吹冷风而发。晋师常说，脾虚当健脾，主用归脾汤，但切莫忘疏肝，因木郁则土壅，晋师喜用风药，因风为阳药，风能胜湿，风可升阳。常佐以荆芥 3~4g，取风能胜湿之意。佐以通草 4g，取利小便以实大便，给邪以出路之意。

晋师曾治一张姓患者，中学教师，37岁。长期反复大便稀溏，每日5~6次，一旦进食生冷食物或吹冷风后就复发，平时怕风，怕冷，中西医治疗均无建树。晋师予以归脾汤加减（党参18g，黄芪18g，当归12g，炒白术12g，炙甘草4g，茯苓12g，龙眼肉12g，大枣12g，酸枣仁12g，柴胡6g，陈皮4g，芡实30g，苏叶6g，仙鹤草24g，淫羊藿18g，荆芥3g，通草4g）半月而症状大减，1个月后诸症痊愈。此方以归脾汤健运脾气，加柴胡、淫羊藿疏肝补肾，苏叶既能疏肝，也可走表祛风止痢，荆芥祛风升阳胜湿，通草通利小便以实大便。

## 顾护脾肾控两欲

**按语**

人有两欲，食欲伤脾胃，性欲伤肾，故应注意顾护脾肾。国学大师南怀瑾先生讲《礼记》时讲到"饮食男女，人之大欲存焉"，人活着有两个欲望，一生都在围绕着它们转。晋师说，人生来就要吃，吃进去就要发泄，下面也要发泄。生命的两个欲望，一个是怎么吃，一个是怎么发泄。简单地说就叫"男女"——男女关系，性关系；"饮食"——吃的，喝的。对于食物和性爱的欲求，是人之本性和基本需求，非圣人不可左右。而脾胃为后天之本，气血化生之源。人以五谷为本，而脾胃又是受纳水谷、运化精微营养物质的重要器官，可见脾胃在人体占有极为重要的位置，故李东垣言"脾胃乃伤，百病由生"。肾主水，藏精，主生殖，肾为先天之本，精少则病，精少则衰，精尽则死；肾精充实，则身体健康。故晋师提倡临床应注意固护脾肾，特别是固护脾胃。

曾有一中年男性患者，为夜总会老板，因"反复头昏胀闷、神疲乏力1年"求诊，因其工作特殊性，长期进食肥甘厚味、熬夜晚睡，生活作息不规律。体胖，腹满，痰多，头昏闷胀，神疲乏力。晋师以健脾化痰、补肾益精之法调理大半年，诸症大减，体重明显减轻。方药：茯苓15g，陈皮12g，枳实12g，竹茹12g，姜半夏15g，炒白术12g，党参15g，炙甘草6g，山楂30g，荷叶9g，决明子12g，仙鹤草30g，淫羊藿24g，仙茅15g，菟丝子12g，石菖蒲15g，远志4g，生姜3片。方用温胆汤六君子汤健脾化痰，二仙汤补肾益精，加山楂、荷叶、决明子降脂化浊。

## 寒温并用调阴阳

### 按语

现代中医所看之病多寒热夹杂，药需寒温并用。由于物质日益丰富，食物多样，生活节奏加快，生活起居不遵道法，人们的体质也因饮食起居而改变，再加上医疗条件提高，抗生素、激素等使用常规化、平民化，来找中医求诊的多数患者均是自行使用药物或他医用药疗效不佳，病机复杂，寒热虚实夹杂，早已不是病起时的单一之病机，已属"坏病"阶段，当"观其脉证，知犯何逆，随证治之"，凡遇此类病证，晋师常说，杂病就要用杂方，要用合方治疗，寒温并用，攻补兼施，调和阴阳。

老年男性，65岁，患者患胃痛多年。胃镜提示：胃溃疡伴十二指肠炎，中西医治疗数月不愈。症见：反复上腹隐痛、烧心、呃逆，自汗，纳差，四肢不温，大便黏稠，舌淡红苔白，脉沉细。晋师以寒热并调，温中补虚，消痞降逆之法调理 1 个月而愈。方药：桂枝 9g，白芍 15g，炙甘草 6g，大枣 12g，法半夏 12g，黄连 6g，黄芩 3g，干姜 5g，党参 18g，海螵蛸 15g，吴茱萸 4g，旋覆花 15g，生姜 3 片。晋师以小建中汤温中补虚，和里缓急，合半夏泻心汤寒热并调，辛开苦降，消痞降逆，稍加吴茱萸、海螵蛸制酸。

## • 黄芪陈皮巧配对 •

**按语**

　　黄芪轻用升压，重用降压、利水，该药易滞气，陈皮可解之。黄芪味甘，性微温，入肺脾二经，有补气升阳、益卫固表、托毒生肌、利水消肿之功。可用于脾肺气虚或中气下陷之证，卫气虚所致表虚自汗证，气虚不足所致痈疽不溃或溃久不敛，浮肿尿少等，此外还可以用于气虚血滞导致的肢体麻木、关节痹痛或半身不遂，以及气虚津亏的消渴等证。对于黄芪的用法，晋师认为补中、益气、升阳宜炙用，如其常用之补中益气汤、归脾汤等；其他方面宜生用，如其常用之补阳还五汤、二仙芪苓汤、二仙参附强心汤等。晋师对于黄芪的用量，与柴胡类似，轻用（9～15g）其气往上走，重用（30g 以上）则其气往下走；轻用可升压，重用则降压，还可利水消肿，但要取其利水消肿功效时当生用。如果黄芪再重用，超过 90g，它的力量就更强了，不只是降压，利水消肿，它的气就能无处不到，适用于一些肢体脉络瘀阻的病证。另外，黄芪虽补，但易碍脾滞气，晋师常以少量陈皮解之。为何用少量陈皮而不是中大量，因为量大则泄气，反而牵制了黄芪的补气功能了。

晋师曾治一患者，杨某，女，58 岁，因左下肢活动不利，麻木、颤抖，怕冷，浮肿 1 年，西医检查未发现异常。晋师辨证为气虚血瘀证，以补气利水、活血通络之法，半月即症状缓解，1 个月而痊愈。处方：生黄芪 90g，陈皮 3g，桂枝 12g，白芍 15g，炙甘草 4g，大枣 12g，桃仁 9g，红花 9g，地龙 4g，僵蚕 4g，葛根 15g，威灵仙 15g，丹参 15g，当归 9g，川芎 9g，淫羊藿 24g，生姜 5 片。

## • 下肢无力寻右归 •

### 按语

右归饮改善下肢软弱无力效最佳。晋师认为，单纯下肢软弱无力其实就是肝肾虚了，用熟地黄、山药、山萸肉多半有效，他强调一定要用熟地黄，并且要重用，24g 以上，甚至用到 45g，用的时候记得加少量砂仁。因为熟地黄虽然滋补是好药，但是它滋腻碍脾，影响脾胃受纳生化功能，所以要加点砂仁，砂仁芳香醒脾，可防熟地黄过分滋腻。晋师临床注重滋养肝肾，保养阴精，精旺才能神足，神足才能体健。其实右归饮就是熟地黄，山药，山萸肉、枸杞子、杜仲几味补肝肾阴虚，强腰脊补肾的稍佐以温阳之肉桂、附子之类，另加炙甘草而成，其主要还是补肝肾之阴。

## 上重下轻补肝肾

### 按语

晋师认为上重下轻，走路不稳，如踩棉花的患者，多是肝肾阴虚，用滋补肝肾之阴的办法便有效。凡是遇到这一类患者，多以熟地黄、山药、山萸肉为主，重用熟地黄，最多的还可以加到45g，还可以加二至丸。

### 病案 / 门诊病历

晋师曾治一男性杨姓老者，刚到古稀之年，下肢软弱无力，走路不稳半年，患者叙述感觉脚下软绵绵的，像踩在棉花上一样，深一脚浅一脚的，睡眠不好，舌红苔薄白，脉细。以滋补肝肾之法调理3个月症状明显缓解，方药：熟地黄30g，砂仁4g（后下），山药24g，山萸肉18g，女贞子12g，墨旱莲24g，桑寄生15g，杜仲12g，淫羊藿24g，仙鹤草30g，肉桂3g，怀牛膝12g，鸡血藤15g，升麻3g。

## 降血脂加四味药

### 按语

山楂、决明子、荷叶、生麦芽可降血脂，改善毛细血管紧张度。现代医学名词"血脂"，包括血清胆固醇、甘油三酯、脂蛋白等。高脂血症是动脉粥样硬化的主要危险因素，与多种疾病，如高血压、糖尿病、脑卒中、肥胖等密切相关。高脂血症无特异性的临床表现，有的甚至毫无症状，只是体检时发现，所以高脂血症并无一个确切的中医疾病与之相对应，中医典籍中亦无血脂及高脂血症之名称，但根据其生理病理及并发症，可以将其归属于中医痰饮、湿浊范畴。晋师常言"水湿痰饮，异形同类"。病在血液，其源在脾，脾之健运，不离肝之疏泄。治疗应标本兼治，晋师常以山楂、生麦芽健脾消食，去宿食散结气，行滞血，消痰痞，决明子、荷叶除肝热，和肝气，升少阳清气，化湿和胃。上四味合用治其标（痰浊），合以小柴胡汤调肝脾治其本，使"上焦得通，津液得下，胃气因和"，元真通畅，痰浊之邪得以外出，这也是晋师"给邪以出路"学术思想的再次体现。

病案　门诊病历

例如，有一朱姓患者，男，42岁，因体检发现血脂高就诊，甘油三酯7.5mmol/L，胆固醇10.35mmol/L，头昏，面红。舌淡红苔白腻，脉滑。晋师以调肝和脾、化痰行滞之法调理3个月，血脂降至正常，症状全部改善。处方：丹参30g，决明子12g，山楂30g，荷叶9g，生麦芽12g，天麻9g，川芎9g，柴胡12g，黄芩3g，干姜5g，炙甘草6g，大枣12g，制半夏12g，党参24g，淫羊藿18g，生姜3片。

## 无可名状调阴阳

### 按语

全身不适而无可名状者，多属阴阳失调。在临床上我们经常会遇到一类患者，说自己全身上下都不舒服，检查却无任何异常，常表现全身乏力，精神差，胆小怕事，疑神疑鬼，失眠多梦，手足心热，口干舌燥，盗汗，纳差，大便干燥，男子遗精，阳痿，女子性欲淡漠等症状。西医称之为抑郁症、焦虑症、强迫症等。晋师常把这一类患者归结为阴阳失调，用调和阴阳、和解少阳的方法治疗，常用方剂有柴胡龙牡汤、桂枝龙牡汤、小柴胡合逍遥丸等。桂枝汤是平衡、调和阴阳的第一方，桂枝辛甘为阳，白芍酸苦为阴，桂枝白芍等量调和阴阳。晋师常说，若患者病情难以拿捏，实在是不知如何辨证，对男性便开小柴胡汤，对女性便开逍遥散，也可以合方使用，这两个方可称"通用抵挡方"，对于十之五六的患者均有一定的疗效。

**病案**　门诊病历

　　朱某，男，26 岁。患者诉 1 个月前受惊吓后开始出现失眠。刻下症：入睡困难，多梦易惊醒，醒后不易睡，心悸怔忡，胸满烦惊，全身不适，纳可，小便黄，大便可，舌淡，苔白，脉弦细。辨为阴阳失调、痰热扰心之证，治以调和阴阳，清热化痰，潜镇安神。方用桂枝汤合柴胡加龙骨牡蛎汤加减。方药：桂枝 9g，百合 30g，远志 9g，白芍 15g，大枣 15g，炙甘草 9g，柴胡 12g，半夏 12g，丹参 12g，党参 12g，黄芩 3g，干姜 4g，龙骨 24g（先煎），牡蛎 24g（先煎），合欢皮 12g，琥珀 3g（冲服）。二诊：患者诉服药后全身不适症状有缓解，多梦、易惊醒，胸满烦惊减轻，但最近气温降低，出现怕冷，性功能下降的症状。纳可，小便黄，大便可，舌淡，苔白，脉弦细。考虑阳虚，在前方基础上加淫羊藿 24g，菟丝子 15g 加强温肾阳之效。

## ● 项强必用葛根 ●

**按语**

　　葛根甘辛性凉，清扬升散，具有发汗解表、解肌退热、通经活络之功，用于外感发热头痛，项背强痛，中风偏瘫，眩晕头痛。晋师说无论风寒、风热，肌肉被邪气捆绑得紧紧的，疏散不出来，放松不了，如颈椎病僵硬、肩周炎痹痛，均可以用葛根。葛根能直接扩张血管，使外周阻力下降，而且有明显降压作用，能较好得缓解"项紧"症状。

## 颈强必用柴胡或木瓜

### 按语

颈与项不同，颈为两侧，项为正中。颈部两侧为少阳经循行的通路，因此对于颈强的患者，晋师常常配伍使用柴胡或木瓜。木瓜味酸入肝，善于舒筋活络，且能祛湿除痹，尤为湿痹经脉拘挛之要药，对于颈强的患者，此药可直入病所。柴胡并无舒筋活络之功效，用此药主要作为引经药，引药入少阳经。

**病案**　　门诊病历

满某，女，11岁。患儿母亲代诉：患儿是早产儿，自幼患有癫痫，西医治疗无效，欲求中医治疗。刻下症：抽搐，失眠，易惊，口臭，纳差，小便黄，大便不畅，舌红，苔黄腻，脉弦细滑。诊断为慢惊风，辨证为脾虚肝旺，治宜健脾平肝，方用柴芍六君汤加蒲公英。方药：蒲公英18g，柴胡9g，白芍12g，钩藤9g（后下），党参9g，白术9g，茯苓9g，炙甘草3g，半夏9g，陈皮9g，龙骨15g（先煎），牡蛎15g（先煎），益智仁3g，连翘4g，威灵仙12g，生姜1片，7剂。二诊：患儿母亲代诉，患儿服药后效果很好，所有症状均有改善。但前几日洗澡后抽搐复发，夜间有遗尿，纳差，小便黄，大便不畅，舌红，苔黄腻，脉弦细滑。继续予柴芍六君汤为基础方，加上桑螵蛸固精止遗。处方：葛根9g，柴胡6g，白芍9g，党参9g，白术6g，茯苓6g，麦芽9g，炙甘草3g，半夏6g，陈皮6g，牡蛎

12g（先煎），钩藤6g（后下），木瓜6g，益智仁3g，桑螵蛸4g。该患儿早产儿，先天不足，后天失养，脾胃虚弱，土虚不能抑木，脾虚肝旺，肝风内动，发为抽搐。治疗上予健脾平肝，方用柴芍六君汤加减，配伍木瓜、葛根引药入经。

## 上肢疾患用桂枝

### 按语

晋师认为桂枝横行手臂，温经通阳，又可调和营血，能使气血调畅，营卫通达，经脉得以濡养则麻木自除。对于肢体麻木的患者一般选用桂枝和酒炒白芍为主药，桂枝伍以白芍，可使辛散不致伤阴，且具有敛阴和营之义。脉微弱或弦大无力，久麻气虚者，加黄芪、生姜、大枣、当归、鸡血藤；脉沉滑，体肥胖，麻而酸重者属湿痰，加苍术、白术合二陈汤；手足十指（趾）麻甚，感觉减退者，属瘀血湿痰互滞经络，除加二术、二陈汤外，再加桃仁、红花、苏木，取血活痰易化之意；日间活动时麻木轻，夜间静卧时麻木重，并饮食减少者，属脾虚，即《素问·太阴阳明论》所说"脾病而四肢不用"之证，是因"脾病不能为胃行其津液，四肢不得禀水谷气，气日以衰，脉道不利"的缘故。对脾虚麻木，晋师的经验是用黄芪桂枝五物汤加减，疗效比较显著。桂枝调经络，上肢常用，但下肢也可用，全身都可以用，只要有不通的表现均可以用。

### 病案　门诊病历

徐某，女，30岁。因右上肢冷痛6月余就诊。患者诉5月份产后受寒后出现右上肢冷痛，伴提重物乏力，平素易疲劳。刻下症：右上肢冷痛，提重物乏力，易疲倦，纳寐可，二便可，舌淡红，苔薄白，脉沉细。辨证为气血不足，阳虚之证，治宜益气补血温阳，方用黄芪桂枝五物汤加减。处方：姜黄9g，补骨脂12g，黄芪24g，桂枝12g，白芍15g，大枣15g，炙甘草4g，淫羊藿24g，巴戟天15g，葛根15g，菟丝子15g，当归9g，川芎9g，延胡索9g，羌活6g，生姜5片，14剂。二诊：患者述服药后右上肢冷痛减轻，精神状态较前好，纳寐可，二便可，舌淡红，苔薄白，脉沉细。考虑天气渐冷，加附片加强温阳作用。处方：葛根15g，姜黄9g，补骨脂12g，黄芪18g，桂枝12g，白芍15g，大枣12g，炙甘草6g，当归9g，淫羊藿18g，延胡索9g，巴戟天15g，威灵仙12g，乌药6g，附片6g，生姜5片，14剂。三诊：患者述右上肢冷痛已基本消除，想巩固一下疗效，纳寐可，二便可，舌淡红，苔薄白，脉沉细。阳气得复，去附片。方药：党参15g，黄芪15g，桂枝12g，白芍15g，大枣15g，炙甘草4g，当归9g，白术12g，淫羊藿18g，葛根15g，姜黄9g，补骨脂12g，乌药6g，菟丝子15g，巴戟天15g。本案患者为产后体虚，营卫气血不足时，风寒之邪乘虚客入血脉之中，使血行瘀滞，运行不畅，致右上肢冷痛，治疗以益气补血为基础，方用黄芪桂枝五物汤加减益气温经，活血通痹。方中姜黄、当归、川芎、延胡索活血行气，通经止痛；补骨脂、淫羊藿、巴戟天、菟丝子、附片温肾散寒止痛；羌活、桂枝、葛根引药入上肢，通经活络止痛。全方共奏益气补血、温经通络止痛之功。

## 下肢不适用木瓜牛膝

**按语**

下肢不适多用木瓜、川牛膝。木瓜药性酸、温，归肝脾经。功效：舒筋活络，和胃化湿。晋师认为木瓜酸微温，酸入肝，能舒筋，性温能和胃化湿，湿气得化则筋骨疏通，故脚气湿重的患者以木瓜为特效药。牛膝药性苦、甘、酸、平；归肝肾经。能逐瘀通经，补肝肾，强筋骨，利尿通淋，引血下行。晋师认为"非牛膝，不过膝"，其中怀牛膝黏腻多汁偏补，川牛膝干爽偏通利，所以怀牛膝偏补益肝肾强筋骨，川牛膝偏重于引气血水热下行，活血通经力量更强。

何某，男，52岁，因睡眠中双下肢不适逐渐加重两年余就诊，既往有颈椎间盘突出（C3/4、C4/5、C5/6、C6/7中央型），颈椎退行性变，椎动脉狭窄（右侧V5段轻度狭窄），大脑前动脉狭窄（右侧A1段轻度狭窄），高胆固醇血症。刻下症：睡眠中双下肢不适，纳可寐差，二便调，舌淡红，苔薄白，脉弦细。西医诊断为不宁腿综合征，中医诊断为痹证，辨证为气血不足，肝肾亏虚，治宜益气补血，滋补肝肾，以当归补血汤合桂枝汤加减。方药：黄芪24g，龙骨24g（先煎），牡蛎24g（先煎），当归9g，桂枝12g，白芍15g，大枣15g，炙甘草9g，巴戟天15g，川牛膝12g，菟丝子15g，首乌藤18g，熟地黄24g，砂仁3g（后下），山药24g，山萸肉12g，木瓜15g，加生姜2片，14剂。二诊：患者诉服上药后，睡眠中双下肢不适减轻，睡眠较前好转，精神状态较前好，纳可，二便调，舌淡红，苔薄白，脉弦细。继续守前方服28剂而愈。晋师认为桂枝汤是第一大补方，方中桂枝补阳，白芍补阴，生姜、大枣补脾胃，加上当归补血汤可以气血阴阳双补。同时加巴戟天、菟丝子、熟地黄、山药、山萸肉补肾；牛膝引药下行，补肝肾；木瓜舒筋活络；首乌藤安神；砂仁、生姜护脾胃，防滋补碍胃。全方共奏益气补血、滋补肝肾、补而不滞之功。

## 川牛膝活血而不腻

**按语**

川牛膝可向下引邪外出，活血而不腻。晋师认为牛膝虽为补益之品，但川牛膝还善引气血下行，所以可以作为引经药，若用药想使其下行，加强活血者，可配伍川牛膝。川、怀牛膝虽均可活血，但是怀牛膝偏补肾，对于腰膝酸软的患者可用怀牛膝，而对于小便不利、淋证、闭经、月经量少等病应配伍川牛膝，因其力善下行，甚至头晕、高血压等病都可配伍使用。同时，因其力善下行，对于一些下焦滑脱之证，如月经量多、白带过多、滑精等要谨慎使用。

## 皮肤病多祛湿疏风

**按语**

皮肤病多有湿，治疗应佐疏风，女子则应调经。晋师认为大多数皮肤病都是湿邪所致，治疗应以祛湿为主，常用三仁汤为基础方加减运用。此外晋师认为风能胜湿，主张在三仁汤的基础上加风药疏风利湿，如紫苏叶、荆芥、防风等。特别在治疗荨麻疹时，一定会用苏叶，因为晋师认为紫苏叶抗过敏力量强。《本草纲目》谓紫苏能"解鱼蟹毒"。晋师认为紫苏叶、紫苏梗可解螃蟹、虾毒，说明其有一定的抗过敏功效，因此皮肤过敏，瘙痒出疹的疾病晋师常配伍使用。若患皮肤病的为女子，晋师常会询问月经情况，晋师认为"血行风自灭"，在治疗皮肤病的同时调理月经，常用当归、丹参、赤芍等。

段某，男，26岁，因反复荨麻疹5年多就诊。患者述5年前食海鲜后出现全身多处风团伴瘙痒，服用氯雷他定后缓解，之后每食生冷食物或辛辣刺激性食物后均会复发。半年前因加班熬夜及应酬后再次复发，且服用氯雷他定无效。刻下症见全身多处风团伴瘙痒，熬夜或劳累后更甚，纳可，寐欠佳，小便黄，大便黏腻不畅，舌红，苔黄腻，脉细滑。辨证为湿热内蕴，湿重于热；治宜清热除湿；方用三仁汤加减。处方：蝉蜕3g，苏叶6g，薏苡仁24g，杏仁9g，豆蔻3g（后下），淡竹叶12g，生甘草3g，厚朴9g，通草3g，滑石18g，半夏12g，防风3g，茜草15g，地肤子9g，白鲜皮9g，加生姜2片，14剂。本案患者为青年男性，常食生冷及辛辣刺激性食物，熬夜等。正气不足，湿邪入侵，出现风团，湿性黏滞，缠绵不愈，病情反复。治疗以祛湿为要，方用三仁汤加减，同时加风药苏叶、防风、蝉蜕疏风利湿止痒；地肤子、白鲜皮加强清热利湿、祛风止痒之效，并用生姜护胃。

## 杏仁桔梗常结对用

**按语**

杏仁既可止咳化痰，又可润下；桔梗既祛痰利咽，又宣肺，二者常结对而用。杏仁具有苦降之性，长于降上逆之肺气，又兼宣发壅闭之肺气，以降为主，降中兼宣，为治咳喘之要药。凡咳嗽喘满，无论新旧、寒热，皆可配伍用之。因杏仁以降为主，故晋师在治疗胃病时也常用杏仁，因为六腑以通为用。桔梗辛散苦泄，为肺经气分之要药，治咳嗽痰多，咳痰不爽，无论寒热皆可应用。桔梗性散上行，能宣肺泄邪，开宣肺气，有较好的祛痰作用。两者一降一升，恢复肺之宣发肃降，故常配伍使用。此外晋师认为枳壳往外扩，厚朴上下通，加上枳壳、厚朴组成宣降汤可治疗久咳不止。

病案　　　门诊病历

　　戴某，男，60 岁，退休。因咳嗽 1 年多来就诊。患者自诉 1 年前感冒后始出现咳嗽，西医诊断"慢性支气管炎伴肺气肿"，曾中西医治疗，但一直未愈。曾行膀胱癌手术，平素抽烟多。刻下症见咳嗽，咽痒，夜间咽痛，咯痰困难，胸闷气喘、气促，纳可寐差，不能平卧，经常夜间因憋气而醒，小便黄，大便可，舌红，苔黄腻，脉弦细滑。西医诊断为慢性支气管炎伴肺气肿；中医诊断为肺胀。辨证为肺气上逆，治宜宣肺止咳定喘，方用宣降汤加减。方药：前胡 9g，柴胡 9g，杏仁 9g，桔梗 9g，甘草 3g，枳壳 9g，厚朴 9g，枇杷叶 15g，仙鹤草 18g，百部 12g，蝉蜕 3g，浙贝母 5g，僵蚕 3g，全蝎 2g，通草 3g，生姜 2 片，马蹄 2 个，核桃仁 2 个。水煎服，每日 1 剂，分早中晚温服。忌鸡、鸽子、鹅相关食物。二诊：患者诉服上药后咳嗽、气喘气促减轻，咳痰较前容易，吐出大量黄色黏稠痰，夜间憋醒次数减少，偶尔可以平卧，小便黄，大便可，舌红，苔黄腻，脉弦细滑，继续予宣降汤加减。晋师认为鸡、鸽、鹅会令邪气郁闭，凡是感冒、咳嗽、癌症患者都不建议食用，以免闭门留寇。马蹄化痰，核桃仁纳气，故辨证为痰浊阻肺的，晋师多让患者加入马蹄，辨证为肾不纳气的，则加入核桃仁。

## • 枇杷叶可肺胃同降 •

**按语**

晋师认为，枇杷叶主要降肺胃之气，且临证用药时用量宜大，此药服之无明显副作用，因此可用大剂量，若量小则降气的能力减低，一般应用到 15g 以上，轻则效差。

**病案** 门诊病历

杨某，女，34 岁，咳嗽 5 天，咽部异物感，声嘶，气促，无咽痛咽痒，无发热恶寒，纳眠一般，小便正常，大便偏干。考虑为咳嗽，风寒犯肺证，治疗予以疏风散寒、宣肺止咳为主。方药：麻黄 5g，杏仁 9g，甘草3g，前胡 9g，柴胡 9g，桔梗 6g，枳壳 9g，厚朴 9g，仙鹤草 24g，枇杷叶15g，百部 15g，白茅根 12g，车前草 12g，细辛 3g。方用三拗汤合止嗽散加减，二方均能宣肺止咳化痰，方中配伍枇杷叶降气化痰止咳。

## • 茯苓擅养心安神 •

**按语**

晋师认为茯苓有健脾利水安神之功效，脾为后天之本，气血生化之源，若脾虚，气血生化不足，营血不足，不能奉养心神，致使心神不安，故而通过茯苓的健脾功效，达到脾气健运，气血生化充足，进而可以养心安神，故茯苓可以治疗心脾两虚之不寐，因此，晋师使用归脾汤时常用茯苓替代茯神。若患者失眠过于严重，则会同用茯苓、茯神，加强其安神的作用。

王某，女，33岁，失眠。现症见：顺产后4个月，失眠，不易入睡，睡眠质量差，梦多，时有噩梦，睡觉时伴有手抖，平素怕冷，疲倦乏力，白天尿多，夜间正常，大便正常，舌淡苔薄，脉沉细。中医诊断为不寐，辨证属心脾两虚证。治疗予以归脾汤加减益气补血、健脾养心。处方：党参18g，炙黄芪18g，当归9g，白术12g，炙甘草4g，茯苓12g，龙眼肉15g，大枣15g，淫羊藿24g，首乌藤30g，酸枣仁12g，延胡索9g，百合15g，山药18g，益智仁5g。本方中茯苓起养心安神之效。

## 女子调经不离肝肾

**按语**

"女子以肝为先天"，调经为先，调经不离调肝肾，喜用逍遥散、茜草三物汤。由于女子生理功能无一不依赖于肝，女性经、带、胎、产之生理现象虽与肾、肝、脾胃的功能均有密切关系，但三者之中又以肝为枢纽。另肝与肾同处于下焦，肾藏精、肝藏血，肾中精气冲盛，则肝有所养，血有所充；肝血满盈，则肾精有所化生。精血互生滋养，使经血源源不断。又肾司封藏，肝主疏泄，一藏一泄，使经水行止有度。肾与肝相互协调，共同调节气血的藏泄，使血海按时满盈，则子宫藏泄有期。故调经不离调肝肾。晋师临证调经喜用逍遥散与茜草三物汤，前者以疏肝为主，后者以补益肝肾为主。且晋师在临证调经用药的过程中，尤其重视心理疏导与调畅情志。临证若遇到女性患者平时易怒烦躁，容易生气的，多考虑肝气不疏，故常常嘱咐患者要注意调节情绪，多看看搞笑动画片，多笑一笑，情绪得到了改善，疾病也会随之渐渐好转。晋师临证常常告诫我们，我们治疗的是患病的人，而不是单纯的病，人是一个复杂的整体，所以治病除了用药，还需要兼顾调节情志、饮食、起居等。

林某，女，31岁。2018年1月5日初诊。月经淋漓不净10余天。患者14岁月经初潮，平素月经规律，月经周期正常，月经量、色正常，无痛经，孕1产1。于2018年12月22日行经后至今一直未净，月经量少，淋漓不净，色偏暗，无异味，无痛经及经血带块，易疲倦，患者平素性急。舌质偏红苔薄，脉弦细。考虑为崩漏，此为肝气郁结，郁久化火，热扰冲任，迫经妄行。当以疏肝养阴，止血调经。处方：白芍15g，当归9g，柴胡9g，淫羊藿18g，茯苓12g，白术12g，炙甘草4g，香附6g，丹参9g，沙苑子15g，荆芥炭9g，女贞子12g，墨旱莲18g，益母草15g。方用以逍遥散合二至丸加减。

赵某，女，42岁，月经不调。现症见月经淋漓不尽半月余，月经量少，色偏暗，伴有痛经，头晕，平素不怕冷，纳眠一般，二便正常。舌淡苔薄，脉沉弱。考虑为崩漏，此为肾虚型。方用茜草三物汤合二至丸加减补益肝肾，养血活血，祛瘀生新。处方：当归9g，川芎9g，白芍15g，茜草15g，桑寄生15g，女贞子12g，墨旱莲18g，柴胡9g，炮姜6g，肉桂3g，益母草15g，荆芥炭9g，牛膝12g。

## 苦寒药用量宜小

**按语**

晋师认为临床用药，主要是通过药物的四气五味，再根据"疗寒以热药、疗热以寒药"和"热者寒之、寒者热之"的治疗原则，针对病情适当应用。苦寒之药性寒凉，同气相求，苦寒之药会加重阴实，故进一步伤阳，损伤脾胃，故用量宜小。另人体有阳则生，故脾胃虚弱、食少便溏者慎用苦寒药；热易伤津液，清热燥湿药容易化燥伤阴津，故阴虚津伤者亦当慎用。另外，晋师认为苦寒药物口感不好，非常难吃，尤其像龙胆草一类，比黄连还难吃，既然苦寒药物伤阳还难吃，那么晋师平时则较少运用苦寒药，但是确需使用的时候还是会用，不过一般用量都很小，多为3～4g，且强调不能多服久服，中病即止。在运用苦寒药时，常常配伍温药以防苦寒之药损伤脾阳。晋师常说临证用药如用兵，要了解药物的四气五味归经，才能获得满意的疗效，同时也要考虑到药物的口感。患者本来就难受了，还给他吃这么难吃的药，我们要为患者考虑，药好吃点，患者的依从性会高一些。因此他建议大家多到药房熟悉药物的性状，品尝药物的口感，这对我们临床用药是很有帮助的。

**病案** 门诊病历

杨某，男，44岁，痛风。现症见：右足趾疼痛，局部发红，行走及站立时疼痛明显，休息时可减轻，小便黄，尿中有泡沫，大便黏。舌红苔腻，脉滑。查血尿酸升高。考虑为痹病，湿热下注型。方用葛根芩连汤加减清热利湿。处方：葛根15g，白芍15g，黄芩3g，黄连5g，肉桂3g，炙甘草3g，当归9g，木香5g，薏苡仁24g，益智仁5g，连翘6g，蒲公英

18g，蚕沙 15g，木瓜 15g。方中苦寒之品黄芩、黄连用量均小，同时配以肉桂温阳防止苦寒之品太过伤阳。

## 经方随证巧合方

### 按语

　　用经方不泥，临床多随证变化，多方巧妙结合，收效每宏。正所谓"用药如用兵，用兵贵计谋，用药贵立法"，晋师认为立法是治病的关键，依法是组方围绕的中心，无法之方，就如无谋的散兵，难能克敌制胜。以法统方，是治疗疾病的关键。晋师认为，现在我们看到的病很多都不是疾病刚刚发生时候的状态，经过各类失治误治之后，单一的经方可能收效甚微，且很多疑难疾病往往辗转迁延，等到运用中医中药的时候，证型早已经变得非常复杂，故晋师临证多两个或三个方子联合运用，通过巧妙结合，收效每宏。晋师常说，临床如果辨不清，感觉既像这个证，也像那个证，实在不知道用哪个方，那就干脆合方，两个方一起用，往往都有效果，只是起效快慢的问题。

### 病案　　门诊病历

　　晋师治一患者，女，58岁，西医诊断为"POEMS 综合征"，此病为与浆细胞病有关的多系统病变，临床上以多发性周围神经病（polyneuropathy）、脏器肿大（organomegaly）、内分泌障碍（endocrinopathy）、M 蛋白（monoclonal protein）血症和皮肤病变（skin changes）为特征，西药治疗无明显疗效，属疑难杂病系列。患者现症见汗多，眠差，胃胀，肾炎，腰酸，尿蛋白正常，性急，已绝经 4 年，舌红苔白，脉沉略弦。该患者有肾炎、腰酸、神经系统病变等明显的肾不足表现，又有胃胀、性急等肝郁脾虚的表现，且气郁略有化火，故晋师以六味地黄丸合丹栀逍遥散加减治疗。处方：熟地黄12g，山药18g，山茱萸12g，砂仁3g，泽泻9g，牡丹皮9g，茯苓12g，栀子3g，白芍15g，当归9g，柴胡9g，酸枣仁12g，百合24g，炙甘草9g，淫羊藿18g，紫苏9g，牡蛎18g，丹参9g。

## • 心律失常用苦参 •

**按语**

　　苦参苦寒燥湿，晋师临床用药一般少用苦寒药，因恐其伤脾胃，但在治疗心律失常时常常会配伍苦参，这里的苦参不是起苦寒燥湿之功，而是运用现代药理研究，苦参具有显著的抗心律失常作用，但是同样不能多吃，中病即止，不能长期或者大剂量的使用。

## • 中年后用药慎苦寒 •

**按语**

　　40岁后，肝胆常有湿热，脾胃多有虚寒，不宜轻易用苦寒。《黄帝内经》曰："女子五七，阳明脉衰……男子五八，肾气衰……"故晋师认为，人体40岁以后，身体开始走下坡路了，经过几十年的受纳运化，脾胃功能开始下降，阳气始衰，脾阳亏虚，阳虚则阴盛，故虚寒内生；脾阳虚不能运化水湿，造成湿浊内生，郁久化热，蕴结于肝胆造成肝胆湿热。根据同气相求，苦寒之品损伤阳气，苦寒之品加重水湿停留，故不宜轻易用苦寒之药。故晋师临证治病慎用苦寒之品，且用量宜小，且运用苦寒之品时必配以少量温药扶正固护胃阳。比如晋师临证遇到肝胆湿热，一般很少单用

碎玉零玑

茵陈蒿汤或龙胆泻肝汤，因为晋师认为虽然是肝胆湿热，但此证中湿才是主要的，热是因为湿郁过久所致，故治疗以化湿为主。"湿为阴邪，非温不解"，故用大量温药化湿，湿去，热自然亦去。但是有热的时候怎么办呢？晋师认为可以少用一点清热的，量小且中病即止。

吴某，男性，50 岁。现症见：口腔溃疡反复发作，口臭，肠鸣，便溏，夜尿 3~4 次，眠差，大便正常。考虑为口疮，湿热内蕴。方用三仁汤加减。处方：薏苡仁 24g，杏仁 9g，白豆蔻 3g（后下），淡竹叶 12g，甘草 3g，厚朴 9g，通草 3g，滑石 18g，半夏 12g，山药 18g，黄连 3g，胡黄连 3g，肉桂 1g，益智仁 5g，桑螵蛸 9g，乌药 6g，浙贝母 3g。本方以三仁汤为主方，化湿为主，方中大量药物均为温性药物，虽用黄连及胡黄连清热燥湿，但用量均小，都为 3g。同时晋师配伍 1g 肉桂温中以防黄连苦寒之性。可见晋师临证治病多注重固护脾胃，祛邪不忘扶正。

## 治疗求稳不求速

**按语**

晋师常常告诫我们治疗疾病，宁愿无功，不要有过，要一步一个脚印慢慢来，一定不能贪功，最后才会得到大功。因为我们现在临证见到的患者多是慢性的、疑难的，医者首先要懂得治疗不能一蹴而就，欲速则不达；其次一定要告诫患者不能着急，要慢慢来，两者相互配合，才能取得最终的胜利。例如，晋师门诊有个"灼口综合征"的患者，遍访专家，吃了好几年的中药，告诉晋师其黄连曾服了多少，某个药用过多少，但都没有治好，晋师告诉她，我可以给你治，但是你不能着急，必须一步一步慢慢来，慢慢调整，慢慢纠正，相信最后一定可以治好的。晋师常常教导我们，我们没有仲景的高水平，就不要盲目贪功，就像打仗一样，贪功必败。同样，我们现在做人也是这个道理，不要总认为自己有多厉害，要懂得内敛，不可以锋芒毕露。

## 胃病常用蒲公英

**按语**

蒲公英味苦、甘，性寒，无毒，归肝、胃经。具有清热解毒、消痈散结、利尿通淋的功效，在中草药里属清热解毒类药物，临床应用广泛。乳头属厥阴，乳房属阳明，而蒲公英又专入肝、胃二经，具清热解毒、消肿散结功能，故其治乳痈效著。《本草新编》云："蒲公英，至贱而有大功，惜世人不知用之。阳明之火每至燎原，用白虎汤以泻火，未免大伤胃气。盖胃中之火盛，由于胃中之土衰也，泻火而土愈寒矣。故用白虎汤以泻胃火，乃一时之权宜，而不恃之为经久也。蒲公英亦泻胃火之药，但其气甚平，既能泻火，又不损土，可以长服、久服无碍……但其泻火之力甚微，必须多用一两，少亦五钱，始可散邪辅正耳。"

蒲公英味甘苦寒，苦寒泄热，甘寒养阴，用之苦泄而不伤正，清胃热而不伤胃阴，胃体可安，其能自行。此药属药食同源之品，清热但是不伤阳，虽然有小苦，但类似石膏，为甘寒，故晋师临床治疗脾胃疾病常用蒲公英，清热却不伤脾胃。比如治疗便秘常以蒲公英配伍蚕沙，晋师认为若槽粕不能及时排出体外，易导致郁久化热，故在治疗便秘时，除了脾胃虚寒、气虚较重者，其余诸证均重用蒲公英30g配蚕沙15g以清热缓泻通便。

　　张某，男，45 岁，农民。2021 年 6 月 15 日初诊。近半年来大便干结，排便困难。经常五六日才能大便 1 次。曾以通便润肠药进行中西药治疗，收效一时，停药又发。伴小便短赤，时见腹胀，口干口臭，舌红苔黄，脉滑。处方：蒲公英 30g，蚕沙 15g，枳壳 9g，杏仁 12g，厚朴 9g，白芍 24g，瓜蒌子 15g，大黄 4g，升麻 3g。服药 3 剂，大便通畅，小便淡黄，腹胀口干臭均瘥，连服 2 周，随访半年未发。热秘多因肠胃积热或肠胃燥热可致。故用清胃缓泻通便的蒲公英，配蚕沙、大黄泻热通便；杏仁、瓜蒌子降气润肠；白芍养血和里；枳壳、厚朴行气除满。诸药合用，共奏清热润肠之功。

　　另外，晋师临床另一常用配伍为蒲公英配香薷。清代严西亭《得配本草》云"香薷辛，温，入手太阴、足阳明经气分。发散暑邪，通利小便。治霍乱转筋，胸腹绞痛，呕逆泄泻，遍身水肿，脚气寒热，口中臭气"。但晋师用此药主要从其现代药理结果出发，现代药理研究发现：①香薷有抗菌作用，香薷对各种球菌、杆菌均有较强的抗菌作用。②香薷有抗病毒作用。0.1% 挥发油悬液喷喉，能在 3 天内控制流感。体外试验表明本品对流感病毒有一定灭活能力。③香薷挥发油有发汗解热作用，并可刺激消化腺分泌及胃肠蠕动。目前，许多胃肠病的发病同幽门螺杆菌有关，患者临床常表现为恶心、口苦、口臭、嗳气、胃酸缺乏、腹内胀痛等症状。晋师认为，二药相伍，对于消化系统疾病幽门螺旋杆菌感染，临床出现口臭、湿热较重的患者效果显著。

# 胸痹用瓜蒌薤白剂

## 按语

《金匮要略》将胸痹的病机概括为"阳微阴弦",即上焦阳气不足,阴寒太盛,水饮内停,症见胸背闷痛,短气,舌苔厚腻,寸口脉沉而迟。关上小紧数,治当通阳散结,豁痰下气。本病部分症状相当于西医的"冠状动脉粥样硬化性心脏病",冠心病是指冠状动脉发生粥样硬化引起管腔闭塞或狭窄,导致心肌缺氧缺血或坏死而引起的心脏疾病,临床治疗多从活血化瘀改善循环等处着手。然晋师临床喜用瓜蒌薤白剂治疗该病,活血化瘀之品应用较少。该方瓜蒌开胸涤痰散结,薤白通阳疏滞散结,饮去痰化,胸中痹阻之阳气得以宣通,胸背闷痛诸症得以消除。若痰涎壅盛,胸痹症状加重,由胸背闷痛发展至心痛彻背,不得平卧,则加半夏以逐饮降逆。若在胸痹主症的基础上,又出现胸满,胃脘部痞闷,胁下之气上逆心胸之证,此乃胸阳不振,痰浊阴寒内盛,气滞不通而上逆,则以瓜蒌薤白白酒汤加桂枝以通心阳,加枳实厚朴以理气消痞除满。晋师认为,胸痹一证成因繁多,痰浊、瘀血闭阻固多,但心气虚弱、心阳虚衰、阳虚水泛之虚证亦不少,临床辨证,不可不察。仲圣"人参汤亦主之"(人参汤即理中汤也)开辟了从脾胃论治胸痹之先河。人参汤由人参、白术、干姜、炙甘草组成,方中以人参补气以助阳,白术健脾以消痰浊,干姜温阳以消痞满,甘草和药又有补气之功。诸药合用,则有补气助阳、散结除满之功。故本方适用于胸痹属于中阳不足、胸阳不展者,症见胸满胸痛、胃脘部痞闷、神疲乏力、少气懒言、四肢不温、大便溏、舌淡脉弱者。临床应用时可加桂枝、川芎加强本方通心脉之功,亦可加附子、补骨脂以加强本方温阳之力。

徐某，男，69 岁，2019 年 11 月 22 日因"阵发性胸闷痛 1 个月"就诊。1 个月前该患者由于受凉后出现胸闷痛，位于心前区，约手掌大小，持续约数分钟，含服速效救心丸后症状缓解，曾行心电图提示下壁导联呈现缺血表现，1 个月来胸闷痛时有发作，受凉及饱食等均可诱发，性质、部位同前，持续时间长短不等，短则数分钟，长则 10 余分钟，来诊时症见：胸闷、胸痛，咳吐痰涎，怕冷，肢体沉重，纳呆，舌质胖大兼边有齿痕，舌苔白腻，脉滑数。诊断为胸痹，痰浊痹阻证。处方：瓜蒌皮 15g，薤白 9g，半夏 12g，桂枝 9g，枳壳 12g，丹参 12g，葛根 12g，威灵仙 12g，仙鹤草 24g，淫羊藿 24，服汤药 2 周后复诊，诉服药胸闷明显好转，仍有畏寒，纳眠可，小便正常，大便稍稀，续予前方。

## 慢性肾衰多加丹参

### 按语

晋师认为，肾络细小而密，易于成瘀成滞，各种肾脏病迁延日久，或他病失治误治，易致肾虚气化功能异常，日久则气郁成滞、血聚成瘀、津凝为痰，痰瘀互结化为浊毒，痰、瘀、毒相互搏结，痹阻肾络，因此慢性肾衰竭各期多有不同程度的肾络瘀阻之象。丹参味苦、性微寒，归心、肝经。具有活血调经、祛瘀止痛、凉血消痈、养血除烦安神的功效，广泛用于血瘀证的治疗。四物汤是中医调血的经典方剂，被称为养血调血的祖方，而丹参这味药集养血、生血、活血、化瘀、止痛为一体，功效全面，有补有散，和四物汤的作用类似，所以中医有"一味丹参，功同四物"的说法。晋师临床治疗慢性肾衰患者，常加丹参 12 ~ 15g，晋师认为丹参小量偏于养血、生血，稍大量时其活血祛瘀作用更明显。

## 口腔溃疡多阴虚夹湿

**按语**

晋师认为口腔溃疡多与阴虚湿热相关，阴津亏耗，阳热内生，津液不归正化，火热夹湿浊上攻，"热得湿而愈炽，湿得热而愈横"，湿热不解，熏蒸日久而化毒伤人。晋师在临证辨治中，若为阴虚湿热之证，多喜用三仁汤加养阴之品化裁。三仁汤中杏仁宣利上焦肺气，气行则湿化；白豆蔻芳香化湿，行气宽中，畅中焦之脾气；薏苡仁甘淡性寒，渗湿利水而健脾，使湿热从下焦而去。三仁合用，三焦分消，是为君药。滑石、通草、竹叶甘寒淡渗，加强君药利湿清热之功，是为臣药。半夏、厚朴行气化湿，散结除满，是为佐药。综观全方，体现了宣上、畅中、渗下，三焦分消的配伍特点，特别符合晋师"给邪以出路"的用药思路，气畅湿行，三焦通畅，诸症自除。再加用石斛、麦冬、黄精等养阴，效果显著。

**病案**　　　　门诊病历

李某，女，46岁，2022年5月18日就诊，患者自诉幼时就患有口腔溃疡病，到各大医院诊治后均时发时止，此次发作已经1周，因疼痛较甚，影响休息及睡眠，且因进食时疼痛加重而不能进食，在当地医院输液治疗1周后，无明显疗效。患者就诊时呈急性痛苦面容，唾液增多，见舌体部、牙龈及口唇等处散在溃疡，口干，口中发黏，小便黄，诊其脉濡数，舌苔黄腻，舌面少津液。以三仁汤饮加减，处方：薏苡仁24g，杏仁9g，白豆蔻3g，厚朴9g，半夏12g，通草3g，滑石18g，生甘草3g，淡竹叶12g，浙贝母4g，白及9g，连翘9g，黄精12g，石斛12g，7剂，水煎服，日1

碎玉零玑

剂。患者二诊时溃疡明显减少，溃疡面缩小，用上方再进 7 剂而愈，随访半年内未再发。本例患者属于阴虚湿热化毒上攻之证。阴液亏耗，头面诸窍失于濡养，加之湿热熏蒸，气化不行，故口中干燥。脾开窍于口，湿热困阻中焦，则口中发黏。湿热上扰，故失眠，湿热下注，则小便色黄。处方由三仁汤加减化裁而来。全方清热利湿中兼以滋养阴液，祛湿而不伤阴，清热而不碍湿。

## 菊花不宜重用

### 按语

菊花味甘、苦，性微寒，归肺、肝经，具有散风清热、平肝明目、清热解毒的功效。用于外感风热及温病初起，发热、头昏痛、睛赤目胀等证。晋师认为此药偏凉，多用则伤胃，因此平日晋师也不提倡喝菊花茶。一般来说，晋师用菊花常在两类疾病中：一是风热感冒，常用菊花疏风清热、清利头目，配蒲公英、连翘清热解毒，共奏清热解毒、息风开窍之功，亦常配伍薄荷、荆芥等品，临床常用 6～9g，用量小取治上焦如羽，非轻不举之意，风寒头痛及中寒泄泻者忌用。二是常常配伍枸杞子治疗眼部疾病，二者具有养肝明目、滋阴补肾、清热解毒功效。枸杞子性平，味甘，归肝、肾、肺经，具有滋补肝肾、益精明目、润肺止咳等功效，常用于治疗肝肾阴虚、目昏不明、腰膝酸软、消渴等症状。二者的配伍可以治疗肝肾阴虚引起的头晕目眩、视物模糊、眼疲劳等症状，也可以用于长期用眼过度的人群，具有明显的养眼明目作用。此外，对于老年人而言，菊花和枸杞子的配伍还可以滋补肾阴、润燥生津，改善老年人的身体机能，延缓衰老。临床用量多为菊花 6g，枸杞子 15g。

## 找准主病 - 主方 - 主药

**按语**

　　治病求本，辨证施治是中医学的核心理念，而主病、主方、主药这三个概念在中医治疗中起着关键作用，它们相互关联，共同为治疗疾病提供依据。主病是指疾病的主要矛盾，抓住了主病，就等于找到了治疗疾病的关键。在实际诊疗过程中，我们需要通过望、闻、问、切四诊法，全面了解患者的病情，找出主病。主病的确定并非易事，临床症状错综复杂，需要医生具备丰富的临床经验和深厚的中医理论基础。一旦找准主病，便可进一步确定治疗方案。主方是针对主病所制定出的治疗方案，它包含了药物的组成、剂量、用法等方面。主方的制定要遵循辨证施治的原则，根据主病的病机、病位、病势等因素，选择具有针对性的药物。主方既要考虑疾病的共性，又要兼顾患者的个体差异，使治疗更具针对性。在治疗过程中，我们需根据患者的病情变化，随时调整主方，以达到最佳治疗效果。主药是主方中起决定作用的药物，它对主病的治疗具有关键性作用。主药的选择要依据主病的病机，充分发挥其药效。主药的选用要有针对性、特效性，使治疗效果更加显著。同时，主药的剂量和用法也需要医生根据患者病情进行精准调整。例如，对于感冒这个常见疾病，其主要病因是外感风邪，所以治疗感冒的主方应该是发散风邪的方剂，如麻黄汤、桂枝汤等。在这些方剂中，麻黄和桂枝是发散风邪的主要药物，也就是主药。只有准确地把握这个主要病因，才能选择正确的药物，达到治疗的目的。强调主病、主方、主药，是为了提醒我们临床用药开方要有条理，要有重点，不要见一症便开一方。晋师常说，只要主方主药选对了，疾病一定是向好的，只是时间长短的问题，高明的医生就是在不断的临床摸索中逐步缩短这个时间。

在治疗疾病的过程中，抓住主要矛盾至关重要。通过辨证施治，找到主病、主方、主药，对症下药，可取得良好的治疗效果。然而，需要注意的是，虽然主病主方主药是治疗疾病的基础，但在实际治疗中，还需要根据患者的具体情况进行适当的调整。因为每个患者的体质、年龄、性别等因素都会影响治疗的效果，所以需要根据患者的具体情况来选择最适合的方剂和药物。

此外，中医治疗还强调"标本兼治""急则治其标，缓则治其本"，即在治疗主要病因的同时，还需要关注疾病的根源和并发症。只有全面考虑，标本兼治，抓住主要矛盾，才能真正达到治愈疾病的目的。

## 男子不育多调肝肾

### 按语

男子不育多从肝肾论治，常用五子衍宗丸合小柴胡。晋师认为男性不育主要是肝肾功能失调，兼有湿热、痰浊、瘀血等，治疗上当肝肾同调以治其本，清热化瘀、祛湿化浊而治其标。肝主疏泄，调畅气机，喜条达而恶抑郁，为泄精之枢纽，男子的排精，依赖肝气的疏泄。疏泄正常，则气机调畅，气血调和，经络通利，冲任协调，男性生殖功能正常。故我们在门诊常常听到晋师说"回去穿宽松点的裤子，不要穿牛仔裤这么紧的衣服"，取其喜条达而恶抑郁之性。肝主筋，《黄帝内经》中称男子的生殖器为"宗筋"，阴茎的勃起以宗筋为体。肝主藏血，为刚脏，体阴而用阳，血可以濡养宗筋。"人卧则血归于肝"，长期晚睡或熬夜加班，致血不归肝，故晋师临床常谆谆教导患者，一定要早睡，不能熬夜。《辨证录·阴痿门》曰："人有少年之时，因事体未遂，抑郁忧闷，遂致阳事不振，举而不刚。"忧思郁怒，所愿不遂，气机郁滞，日久则肝血不足及气血不畅，宗筋失养，痿软不用，勃起不能，则发为筋痿，即阳痿不举。晋师认为，人到中年诸事繁多，尤以不育对患者产生巨大压力，易于忧思郁怒，而情志过极则伤肝，肝失疏泄，致气滞血瘀，结于肝经所循行的男性生殖器部位，则易引起生殖病变。所以临床晋师常注重患者情志的调节，告诉他们要放松心态，夫妻生活不要想着是为了怀孩子。同时他十分重视心理疏导，倾听患者的忧虑与不安，给予患者安慰与支持，使患者能保持平和的心态，并强调夫妻同治，对患者配偶也进行一定的心理支持。

肾主藏精，具有生成、贮藏和疏泄精气的功能。晋师认为，肾分阴阳，肾阳为一身阳气之本，温煦脏腑，促使有形之精化为无形之气，是精子活动的原动力；肾阴乃人体阴液之源泉，濡润组织，使无形之气聚为有形之液。精子的浓度、精液量的多寡取决于肾阴的盈亏；精子活力的强弱取决于肾阳的盛衰。肾的藏精失调，则可见遗精、滑精、少精、弱精等；先天禀赋不足，或后天五脏虚衰，精血乏源，天癸竭，肾精匮乏，可表现为精子浓度降低和畸形率升高；频繁手淫或纵欲过度，不知持满，则损伤肾气，致肾精亏损，使精源化生不足，命门火衰，致少弱精症。肾主纳气，可以固摄精液。肾主二阴，司开阖，有利于精液排泄，肾失开阖，则精血排泄障碍。

故晋师临床常常肝肾同调，多用五子衍宗丸合柴胡龙骨牡蛎汤加减治疗男性不育。五子衍宗丸被赞誉为古今种子第一方，全方由枸杞子、菟丝子、覆盆子、五味子、车前子组成，方中菟丝子甘、温，滋补肝肾、固精缩尿；枸杞子甘、平，滋补肝肾、益肝明目，二者配伍阴阳同调，用药阴中求阳，阳中求阴，为精血的化生提供物质基础；覆盆子、五味子同为补肾固精；车前子清热利尿，泻有形之邪浊，涩中兼通，补而不滞。全方都是果实类药物，味厚质润，具有补益填精、补肾壮阳之效。小柴胡汤本有清肝利胆、升清降浊、疏导三焦气滞等功用，方中大枣甘腻，对湿热之证不宜，故临床多减去。当今社会生活节奏快、工作压力大，易出现紧张、焦虑，加之求子心切的心理，同时生殖问题又是较为隐讳之事，不孕不育症夫妇可能就医时间长，耗费了大量精力、财力，且由于效果不确定而产生失望、悲观、焦虑，负面情绪会使其机体的免疫系统发生功能紊乱，加重生殖功能障碍。煅龙骨味甘、性平，煅牡蛎味咸、性平，两药均可固涩止遗、宁心安神，故晋师临床常加二味以宁神定志。

**病案**　　　　　　　　**门诊病历**

刘某，男，32 岁。2018 年 4 月初诊。结婚 4 年，双方共同生活，迄今爱人不孕。性欲一般，时有头晕目眩，腰膝酸软，夜难入寐，寐则多梦，胃纳一般，下身潮湿，大便干结，隔日一次，小便正常。苔少，舌尖红，脉细数。精液常规提示活动力差，畸形率 95％。配偶妇检无异常发现。中医诊断：不育症，辨证属肝肾亏虚。予五子衍宗丸合柴胡龙骨牡蛎汤加减，处方：柴胡 9g，黄芩 3g，半夏 12g，党参 12g，干姜 4g，炙甘草 4g，龙骨 24g，牡蛎 24g，枸杞子 15g，菟丝子 15g，覆盆子 15g，桑椹子 15g，车前子 15g（包煎），每日 1 剂，连服 21 剂。二诊、三诊时处方略作调整，方向不变，四诊时复查精液常规示畸形率 83％，活动力一般，计数接近正常，其配偶次月受孕。本例患者以性欲差，精子活力降低为主，临床诊断为男性不育症，弱精子症，辨为肝郁肾虚，兼有湿热，治以疏肝解郁、补肾养肝、清热利湿解毒。方中五子补肾固本培元，以资生殖，动则养阳，静则养阴。枸杞子、菟丝子阴阳同调，互根互用，以化生精血；柴胡疏理肝气，令其条达，前后服药约 3 个月加减调治，使生殖之精得以化生，疗效满意。

## 不孕要用点甘草

**按语**

　　晋师针对不孕症喜欢用甘草，是因为他认为甘草有类激素样作用，而且是双向调节，即不管是雌性激素还是雄性激素它都有增效的功能。这一看法与现代研究不谋而合，甘草的药理研究提示其有肾上腺皮质激素样作用，所含的光甘草宁有雌激素活性，能调节激素水平，增强免疫力。辛弃疾当年也曾在《千年调》里说道："寒与热，总随人，甘国老。"甘草的寒热随人，见谁是谁。晋师曾举例：甘草的双向调节类似豆类，豆类富含大豆异黄酮，即植物雌激素。大豆异黄酮对人体雌激素的调节作用也是双向的：当人体雌激素不足时，大豆异黄酮起到弥补不足的作用；当人体雌激素水平较高时，大豆异黄酮和人体雌激素受体结合，阻碍人体雌激素和雌激素受体的正常结合，相当于降低了雌激素的作用。所以对不孕症患者，晋师也常建议她们多吃豆类。用于不孕症，甘草用量不一定大，3~4g即可，用多了易产生水钠潴留。

## 手心发热多阴虚湿热

**按语**

　　脾主四肢，平时嗜食肥甘厚味，湿热邪气滞留于脾胃，影响脾胃的运化和腐熟功能，患者除手心热外，还会出现手心潮湿，食欲下降、腹胀、烧心、反酸等症状，这类患者常体型偏胖，舌苔腻。患者经常熬夜或者过度劳累，耗损体内津液，引起手心发热，伴有口干、乏力、盗汗、腰膝酸软等症状，这类患者形体偏瘦弱。晋师指出还有一种是气虚发热患者，临床较少见，这种患者偏阳虚多，可用桂枝汤，也可用归脾汤合桂枝汤阴阳并补。

## 肉桂炮姜气血双补

### 按语

肉桂入血分，炮姜入气分。晋师认为肉桂辛甘大热，气厚纯阳，入肝肾血分；《本草问答评注》曰："肉桂生于南方，秉地二之火，以入血分固矣。"答曰："可知心火生血，秉火气者，入于血分，乃是一定之理。"肉桂色赤气温入心肝之血分，以温血行血。炮姜（有时用干姜）则能引血药入气分，故入四物汤，血虚发热，产后大热者宜之。肉桂、炮姜，气血并补，晋师常配伍治疗月经不调，但量要小，类似于引经药。

### 病案　门诊病历

周某，女，43岁。初诊：2022年6月22日。月经半年未行，潮热汗出。雌激素低。辨证：气血失调，肝肾两虚。治法：养血调经，补益肝肾。方选（温）茜草三物汤加减。处方：熟地黄30g，当归9g，川芎9g，白芍15g，茜草15g，桑寄生15g，女贞子12g，炙甘草4g，柴胡4g，炮姜6g，肉桂3g，香附6g，乌药6g，益母草15g，荆芥4g，艾叶4g，郁金9g。方中当归、白芍、川芎、茜草养血祛瘀，香附疏肝行气，桑寄生补养肝肾。

## 大便不调多脾虚肠热

**按语**

大便初头硬后溏，多脾虚肠热。脾主运化，若脾虚运化不行，水湿及浊气混杂而下则便溏；肠道有热则会导致津液亏虚，大便干。若出现大便初头硬后溏的表现，则为脾虚有湿，湿久化热，熏灼津液，故先硬后溏。晋师常强调此种情况仍以脾虚为主，肠热是次要的，不能一味的清热，湿一去则热自消。临床治疗时，可以在健脾除湿中辅助加一点清肠热药物，比如蒲公英，用量15g左右。

## 大便解而未尽为湿热

**按语**

湿为重浊黏滞之邪，阻滞气机，清阳不升，大便黏便池、擦不干净、排便不爽者，湿为主要原因。湿热互结于肠道则出现大便不畅，解而未尽感。晋师临床常用方为葛根芩连汤，该方中有清热药物黄芩、黄连，用量较轻，3~6g即可。另一清热药黄柏晋师临床少用，仅妇科湿热带下者用之。

**病案** 门诊病历

杨某，男，28岁，因大便不畅来就诊。现症：大便黏，排便不畅，进食生冷或辛辣后更甚，呃逆不畅，失眠，舌质红苔薄黄，脉细。辨证：胃肠湿热；治法：清热化湿；方药：葛根芩连汤加减。处方：仙鹤草24g，生麦芽 12g，丹参 15g，葛根 15g，白芍 15g，黄芩 3g，黄连 6g，肉桂 3g，炙甘草 3g，当归 9g，木香 5g，益智仁 5g，连翘 6g，蒲公英 24g，蚕沙 15g，乌药 6g。14 剂，水煎服，日 1 剂。方中黄连、黄芩泄热解毒；木香理气；白芍、炙甘草、葛根和血、缓急止痛；肉桂、炮姜一入血分，一入气分，反佐芩连苦寒。

## • 利咽常用药味 •

### 按语

土牛膝为苋科植物土牛膝的根，在宋代《本草纲目拾遗》云"土牛膝善能理疮，并箭入肉"，治疗热毒上攻之咽喉肿痛效佳。晋师也常用牛蒡子、白茅根、芦根利咽。晋师认为白茅根与芦根的临床应用要点在于：白茅根作用靠上，咽喉痒、咽嘶、咽痛的患者常用；芦根作用靠内，肺病干咳、肺中痒、支气管痉挛者常用。且芦根生津作用比白茅根强，晋师认为这可能是与芦根生长于水中有关，故咽干者更多选用芦根。晋师还常用桔梗与甘草配伍利咽喉，但用量宜轻。

## • 眼部不适需辨证 •

### 按语

羞明必有热，迎风流泪必有风，眼睛干涩则肝肾阴虚。羞明指患者眼畏视光明，遇光则涩痛难睁。肝开窍于目，故治疗眼部疾病，晋师常从肝论治，其中治疗羞明更强调清肝热，认为此为肝气携热上扰于目。治疗干眼症则强调滋补肝肾，认为此病更多为肝肾阴虚，津液不足，不能濡养双眼。

吴某，女，65岁。就诊日期：2022年1月11日。双眼干涩3年余。现症：双眼干涩，眼周黑，右手抖，性急，易汗出，走上坡则累，气短。治疗以滋阴养血、清热疏肝。方选滋水清肝饮加减。处方：枸杞子15g，菊花4g，柴胡9g，通草3g，白芍15g，当归9g，茯苓12g，炙甘草4g，仙鹤草18g，熟地黄18g，山萸肉12g，山药15g，泽泻9g，牡丹皮9g，女贞子12g，墨旱莲18g，砂仁3g（后下）。方中二至丸补益肝肾，二药皆性平和而不滋腻，为平补肝肾之剂。

## 石莲子善治淋证日久

**按语**

中药石莲子有两种，一种是睡莲植物莲的果实或种子坠入水中沉埋于污泥中多年的莲子，或经霜老熟而带灰黑色壳的莲子称为石莲子，又名甜石莲，性味甘涩，平，功用养心、益肾、补脾、涩肠。另一种是豆科植物南蛇勒的种子，药名苦石莲，性味苦涩，寒，功用散瘀、止痛、清热，不管是苦石莲还是甜石莲，均有治疗淋证的作用。晋师常用石莲子治疗淋病，若久治不愈，症状比较严重，甚至与莲子、莲心同用。

## 远志用量宜小

**按语**

远志有安神益智、祛痰、消肿的功能，晋师临床常在治疗失眠多梦、健忘惊悸、咳痰不爽、疮疡肿毒等疾病时配伍使用。但晋师强调，此药可引起轻度恶心、胃肠胀气，大剂量甚至可引起恶心、呕吐、腹泻等不良反应，出现胃肠运动障碍及黏膜损伤，因此临床用量宜小，一般4~6g。

## 木贼草通鼻泪管效佳

**按语**

木贼草具有疏风散热、解肌、退翳的功效，常用来治疗目生云翳、迎风流泪等眼部疾病。其形中空如管道，因此治疗一些管道阻塞的疾病效果较好，晋师就常用此药治疗鼻泪管不通。

## 熟地黄常与砂仁配

**按语**

熟地黄，滋阴补血，晋师常用于阴虚血少、腰膝痿弱、月经不调等疾病，此药尤其对下肢酸软效果极好。生地黄与此相比性凉，食后易出现腹泻，故晋师临床多用熟地黄，且一般用量较大，可达到45g。但此药滋腻碍胃，患者吃了会非常不舒服，也容易拉肚子，故晋师临床使用往往会配伍砂仁。砂仁芳香醒脾，可防熟地黄过分滋腻；再配伍健脾药，比如山药，健运脾胃。如果患者反应较大，还需配伍温药，如白豆蔻、肉豆蔻、生姜等，这样能减轻患者的副作用。晋师常说，医者治病，既要治好病，也要让患者在治病过程中不要出现大的不适，故配伍非常重视达到药物平和。

## 荆芥为妇科圣药

　　荆芥辛、温，入肺、肝经，临床常用于解表散风，透疹。但此药亦为妇科圣药，《傅青主女科》中运用荆芥极多，称其有"引血归经"之功，因此对于各种崩漏、难产、产后出血、月经过多等疾病，常与当归配伍，取其引血归经、止血之效。晋师使用荆芥治疗妇科疾病，常用于月经不调或习惯性流产保胎用，平时用量一般为 6~9g，若保胎则 2~3g。如果月经量较大，出血量较多，则用荆芥炭。

## 痰火相依需明辨

　　中医所讲的痰是十分广泛的，有"有形之痰"和"无形之痰"的区分。"有形之痰"是狭义上的痰，指的是我们平常咳嗽吐出的痰，也叫外痰，是一种肉眼可见的病理产物。而"无形之痰"则是广义上的痰，通常是指人体内存在的痰湿、痰火、痰浊等，它可能存在各个组织、脏器之中。晋师对痰和火的认识来源于明代医著《名医执掌》中"痰即有形之火，火即无形之痰。未有有痰而无火，有火而无痰者"。他认为，痰火分不开，但一般来说火依附于痰之上，祛痰则火自然就好了。比如患者脾气躁，常说是火大了，这时候用健脾、利水、温阳等方式化痰，痰去了，火自然就小了。

碎玉零玑

87

## 腰痛辨治分男女

### 按语

男子脐痛、腰痛多为脾肾阳虚；女子腰痛多为湿热。晋师认为因男子为阳，女子为阴，故男子一伤容易伤阳，女子一伤容易伤阴。男子腰痛、脐痛多为脾肾阳虚，故治疗一定要温，常以桂附地黄丸、右归丸等加减。女性腰痛因其解剖学及内分泌特征与男性的差异，其病机与男性不同，女性属阴，女性以肝肾为主，多存阴精不足，经带胎产后，加之调护不慎，湿性趋下导致湿热流注下焦，故女性腰痛多为湿热所主，治疗一定要清，常用四妙丸、萆薢分清饮加减化裁。但他也强调女性腰痛亦有寒湿腰痛，可选用肾着汤，但绝大多数还是湿热为主。

## 三法可防太过发散

### 按语

防止方剂过于辛温发散，可用以下三法以制约：加白芍；加龙牡；加甘草。白芍味酸苦，酸性收敛，故能制辛温太过，如桂枝汤中白芍有养营阴之功效，可调和阴阳以防桂枝辛散太多。龙骨甘、涩、平，牡蛎咸、涩、微寒，二者均可入肝肾经，有镇肝潜阳之功效，《伤寒论》中"火逆下之，因烧针烦躁者，桂枝甘草龙骨牡蛎汤主之"，"伤寒脉浮，医以火迫劫之，亡阳，必惊狂，卧起不安者，桂枝去芍药加蜀漆牡蛎龙骨救逆汤主之"，均是取其收敛浮阳之功效。甘草，亦称国老，其性甘、平，甘能缓，可以缓诸药之过激。以麻黄汤为例，麻黄、桂枝共用以扶阳散寒发汗，配以甘草以防发汗太过。

## 发汗麻黄配桂枝

**按语**

　　麻黄辛温，为常用发汗解表药物，但晋师认为光用麻黄不发汗，要发汗必须要用桂枝相助，如麻黄汤发汗解表力强，而去桂枝的三拗汤则主要以宣肺平喘为主，发汗力大大减弱。若方剂中同时配伍使用了麻黄桂枝，但配伍用意并非其发汗解表之力，而是为其辛温之性，则可配伍使用龙骨、牡蛎或白术、苍术或白芍，可使其发汗力大减。

## 大便稀溏加牡蛎

**按语**

　　牡蛎，咸、涩、微寒，煅牡蛎收涩之性增强，故对大便溏的患者，晋师临床时配伍牡蛎，或兼用通草、车前等利水的药物，取利小便而实大便之意。临床晋师使用煅牡蛎更多还是在潜阳，治疗头晕头眩、咳嗽、哮喘、高血压等病，或生用取其咸能软坚之功效，用于化痰软坚散结，用于咳嗽有痰、结节、脂肪瘤等疾病。

碎
玉
零
玑

## • 腹胀需分阴阳论治 •

### 按语

晋师认为腹部属中焦，为脾胃所主，脾主运化气机，运化之本在脾的阳气充足。阳气不足，不能运化，故见胀；脾阳虚、胃寒导致中焦阳气不足，均可导致腹胀。晋师针对本类疾病，采用温法，常用益智仁、乌药、藿香、紫苏叶、干姜、高良姜、木香等；健法重在健运脾气，多用六君子汤；脾胃运化不足，气机运化不畅，气停中焦，可用消法，在前面两法基础上加用运气及消导的药物，如香附、青皮、陈皮、佛手、枇杷叶、麦芽、山楂等，但用量宜轻，防其伤脾胃正气。而白芍苦、酸，微寒，苦可泄阳气，酸收气机，寒可导致中焦阳气亏虚，故阳虚腹胀患者慎用。晋师言，腹胀常见阳虚，但亦可见阴虚，阳虚腹胀较阴虚腹胀腹部触之更硬，阴虚则比较柔软。阴虚腹胀用益胃汤，在运脾药中加百合，石斛等。若临床辨不清阳虚还是阴虚可实验性用药，若阳虚用药效果不佳，则改为阴虚用药，反之亦然。

## • 栀子炒用防伤胃 •

### 按语

中药炮制方法众多，炒用是常见的炮制法，主要作用或降低毒性，或提高疗效，或缓和药性等。生栀子苦寒太过，炒用可防其伤胃。同时晋师认为栀子和黄芩、黄连、黄柏不一样，栀子可清利三焦，苦寒中带点甘寒，炒用可去其苦寒保留其甘寒之性。

## 斑宜凉血、疹宜散风

**按语**

斑：点大成片，平铺于皮肤，抚之不碍手，有红、紫、青、黑等色，消失后不脱皮，恶化时能糜烂。疹：琐碎小粒，如粟米，高出于皮肤之上，抚之触手，有红、紫、青、黑等色，消失后脱皮，不致糜烂。两者从病位对比，以皮肤为界，斑在内，疹属外。晋师认为斑主要在皮下，多为血中伏热，当以凉血清热为主，必用凉血药；疹在皮上，则宜清透疏风，必用散风的药，如蝉蜕、防风、苏叶等。

## 车前草量少宣肺，量大利水

**按语**

车前草量少宣肺，量大利水。车前草甘、寒，归肝、肾、小肠、肺经。临床使用主要两个方面，一是止咳化痰，因其走肺经，其性趋下，可利水使闭肺之水去而宣肺，但此时用量宜小，一般为 12～15g，量大其寒气可伤肺；二是通利小便、渗湿泄热，车前草其质沉下行，性专降泄，具有良好的清热利尿的作用，用于水肿、湿热下注、小便淋沥涩痛等症，常与木通、滑石等配伍应用，若是肾虚水肿，可配熟地黄、肉桂、附子、牛膝等同用，但车前草作利尿用时用量宜大，一般为 30g 以上。

## • 车前子益肾种子明目 •

### 按语

　　车前子既可利水，又可益肾、种子、明目。车前子临床医家多作利水之用，但此物为车前草的种子，晋师认为种子类药物均有种续之功效。种子为植物的精髓之物，犹如人之有子，且大多数种子油脂含量高，犹如人之精髓之物，均具传播繁衍之能力。同时部分种子其形同肾，以形补形，故大部分种子类药物均有补肾之功效，肾气充足，故而有子，如五子衍宗丸具有"添精补髓，疏利肾气"之功效，而其疏利肾气之功就正是在于车前子。且晋师认为男子前阴一精道一水道，生理状态即是水道开则精道闭，精道开则水道闭；若其水道不利，则精道常开，肾精即会外泄，唯有精窍常闭，肾精不外泄，精盛则有子。故治疗男性不育，晋师常用车前子。

## • 天花粉化痰养阴 •

### 按语

　　天花粉化痰功同贝母，养阴功同玉竹。一般来说化痰药多温燥，容易伤阴，比如川贝母，所以晋师临床用川贝母，强调量一定要轻，一般6~9g，且不可长时间使用。虽然天花粉化痰又养阴，效果很好，但晋师临床不常用天花粉。若既要养阴又要化痰晋师常用浙贝，浙贝母虽然效果不如天花粉，但喝着无明显不适，天花粉患者喝着难受，甚至会有催吐的作用。若要养肺胃之阴，则常用玉竹，玉竹还有明显强心的作用，故治疗心力衰竭因温阳药使用太多伤阴时，则会配伍玉竹一起使用。同时需注意，现代研究证实天花粉有致流产和抗早孕的功效，故孕妇使用当谨慎。

## 呕吐旋覆花配党参

**按语**

　　"诸花皆升，旋覆独降"，而胃以降为和，因此晋师常用旋覆花（或用枇杷叶）治疗胃气上逆之呕吐、嗳气、反流性食管炎。且同时加用党参，因旋覆花虽下气、降气，但其性走散，呕吐者多胃气素虚之人，加之呕吐亦伤津耗气，故使用旋覆花时一定加用党参补中气，一般为9～15g。因费用问题，党参较贵，故也常用北沙参替代。

**病案**　　门诊病历

　　周某，男，55岁，慢性胃炎病史多年，呃逆、上腹痞满不适，偶有胀痛，舌苔腻微黄。治宜消痞散结、调和肝脾。处方：生麦芽12g，旋覆花9g，苏梗9g，枇杷叶15g，半夏12g，黄连5g，黄芩3g，干姜5g，炙甘草3g，大枣12g，党参15g，益智仁5g，连翘6g，仙鹤草18g，延胡索9g。处方用半夏泻心汤辛开苦降、调阳和阴。用旋覆花、枇杷叶降胃气、止呃逆，同时党参用至15g补脾气、建中州。

## 咳嗽慎用党参

**按语**

　　党参味甘，性平，归脾、肺经；具健脾益肺、补中益气、养血生津之功效，肺脾气虚者常用。晋师在治疗咳嗽兼有气虚者，不用党参，常用北沙参替代。究其原因有二：其一为党参敛邪，邪实者忌，咳嗽多有外邪，为避免敛邪故慎用；其二为党参主升之力太强，恐助肺气上逆，则咳嗽难平。北沙参的性味微寒，归属于肺经和胃经，主要功效清肺养阴、益胃生津，肺为娇脏，易受燥邪侵袭，故用北沙参代替党参治疗咳嗽，补肺润肺而无助肺气上逆之患。

唐某，女，44岁，肺癌后中医调理，咳嗽有痰，纳差，乏力，苔腻。治以补肺化痰。处方：半夏12g，陈皮12g，茯苓12g，炙甘草4g，枳实9g，竹茹12g，北沙参24g，麦冬12g，五味子6g，山药24g，薏苡仁24g，浙贝母5g，芦根12g，仙鹤草24g，白花蛇舌草30g。处方以温胆汤合生脉散加味。患者虽有纳差、乏力等气虚之症，未用党参，而是用北沙参益气养阴润肺。

## 温病伤寒各有所长

### 按语

急性热病，重在温病；急救回阳，重在伤寒论。晋师注重经典学习，强调读书和临证的结合。晋师大学毕业后曾跟师戴裕光教授三年，三年期间将医院图书馆所藏中医方面的论著翻了个遍，《黄帝内经》《伤寒论》《温病条辨》《脾胃论》等更是反复研读学习。温病与伤寒所指疾病一直众说纷纭，有观点认为温病、伤寒均是外感热病，温病伤于温邪，伤寒伤于寒邪，《伤寒论》中包含温病，温病又比《伤寒论》内容更加全面系统。晋师结合多年临床经验，对于急性发热疾病，尤其传染性疾病，如流感、病毒性脑炎、新冠感染等，认为多有伏邪，重在从温病入手，多读温病相关书籍，可在治疗中取得良效。晋师说自己冬天时喜欢读《温病条辨》《温疫论》《温热论》等，因"冬伤于寒，春必温病"，算是提前温习经典。而对于很多危急重症，用经方如四逆汤类方、小青龙汤、大承气汤、大柴胡汤等辨证使用，有一剂起沉疴之效。因此对于经典的阅读，晋师提出"急性热病，重在温病；急救回阳，重在伤寒论"。

## ● 温邪逆传心包则病重 ●

**按语**

叶天士《温热论》开篇即言："温邪上受，首先犯肺，逆传心包。"温邪为燥邪，多耗气伤阴，肺为娇脏，首当其冲。卫气营血辨证将温热病转变过程划分为卫、气、营、血四个不同的层次。卫分主表，病位在肺与皮毛，病情轻浅；气分主里，病位在肺、胸膈、胆、三焦、胃、肠等脏腑，病情较重；营分为邪入心营，病位在心与包络，病情严重；血分为邪热深入心、肝、肾，耗血动血，病情危重。卫之后方言气，营之后方言血，由表入里之变为顺传；如温病邪在卫分，不经气分，随即传入营分、血分，则称为逆传，逆传的病情多较严重。故晋师谓"温邪上受，首先犯肺，顺传于胃，逆传心包"，若顺传于胃，一般病情较轻，逆传心包则病重。

## ● 温邪化风用化痰药 ●

**按语**

温邪化风，属热属阳，最易炼液成痰，或入络上扰神明，或痰蒙心窍，症见眩晕头痛、抽搐、肌肉颤动，或神昏谵语，甚则昏厥、不省人事等，晋师常用化痰之法治之。他认为化痰药对神经系统有良好作用，且不仅对神经系统，对心血管系统及脾胃系统疾病都具有良好疗效。因此，若温病发展出现抽搐、肌肉颤动、神昏谵语等动风征象时，晋师治疗常用温胆汤加减。温胆汤使用范围广，湿热、湿寒、痰湿都可以用。化痰药则常加白芥子、胆南星、天花粉、皂角刺等。天花粉苦寒，入心肺脾胃四经，清痰解热能使血不为瘀，但此纯阴之品，脾胃虚寒者，忌之。皂角刺化黏痰效果很好，皂角刺古人用来洗衣、洗头，可见祛污浊之力很强，所以祛黏痰力强亦可预料，但皂角刺和天花粉都有催吐的效果，因此用量要轻。

## 治咳四法宣降收润

### 按语

咳嗽是临床最为常见的症状之一，也是中医最常见的疾病之一。清代程钟龄曾说："（肺）譬若钟然，钟非叩不鸣。风寒暑湿燥火六淫之邪，自外击之则鸣。劳欲情志饮食炙煿之火，自内攻之则亦鸣。"晋师认为咳嗽一症，不可只用止咳、镇咳、宁嗽的药物对症处理，强调要辨证治之，首辨外感内伤、再分虚实寒热，探求标本表里，才能收到满意的疗效。在学习前贤论述的基础上，晋师结合自己数十年的临床体会，把治疗咳嗽的常用方法，概括为宣、降、收、润四大法则。

宣：有宣发、宣散、宣通、宣畅、开宣等意。宣可去壅，遵"其在表者、汗而发之"的原则，开鬼门驱邪外出，使肺气宣畅达到咳嗽平息之目的。分为①辛温宣化法：适用于治疗外感风寒、皮毛束闭、肺气不宣所致的咳嗽。常用方剂：杏苏散、止嗽散、三拗汤。②辛凉宣肺法：适用于感冒风温、风热、温邪袭肺，使肺气失宣所致的咳嗽，常用方剂：桑菊饮、银翘散。宣法常用药物一般有麻黄、桂枝、桔梗、荆芥、苏叶、防风、前胡、细辛、薄荷、射干、生姜、葱白、豆豉等。

降：有肃降、降痰、降逆、降火、下气等意。因肺主秋令，主宣发、肃降，若宣发、肃降功能失常则肺气壅滞，或肺气上逆，气机不畅，必当降之，"肺苦气上逆，急食苦以泻之"。肺中如有逆气、痰浊、逆火、瘀血等阻滞气道脉络，导致肺失清肃、气逆不降而生咳嗽，治宜用降法。降法最常用的药物一般有苏子、杏仁、半夏、莱菔子、葶苈子、枇杷叶、厚朴、瓜蒌、桃仁、旋覆花、白前、沉香、槟榔等。

收：即收敛、收涩、敛气等意思。一曰收敛肺气，肺喜清敛，而恶浮散，收敛其浮散之气，则肺可宁，用于久咳不愈，肺气浮散，咳而少气之人；治宜补敛肺气，兼以止咳。常用止嗽散合生脉散加减。二曰收纳肾气，"肺主呼气，肾主纳气"，肺气之降有赖于肾气之纳，肾气不足失其摄纳之权，气不归根，上逆而咳。治当以补肾摄纳。常用止嗽散合右归丸加减。收法常用药物有五味子、乌梅、山茱萸、诃子肉、罂粟壳、五倍子、白及、白果、白蔹、核桃仁等。

润：有滋润、润肺等意。肺属金性燥，为娇脏，喜润恶燥，燥邪最易伤肺。无论凉燥、温燥之外侵，或久病耗津、药物所致之内燥，都可伤肺，引起肺燥咳嗽。《素问·至真要大论》曰："燥者濡之。"濡即润之，须生津养阴之品，润养肺阴，以祛燥邪。常用药物有百合、麦冬、天门冬、石斛等。

这四种方法，我们需要根据患者的病情灵活运用，一般而言，咳嗽初起多用宣法，邪散肺宣，则咳嗽得止；久咳容易伤阴，则多用润法和收法，以使肺津得补，肾气得固。晋师很少单独使用降法，多会配伍升药，一升一降，以恢复肺之宣降。

四种方法分开论述，临床实际应用时常是根据病情需要，把两个或两个以上的大法合并使用。如三拗汤，这个方子晋师常用，这个方子中有宣散的药物，也有肃降的药物，宣散用了麻黄，肃降用了杏仁，总体而言，

碎玉零玑

97

宣散大于肃降，使肺宣发肃降功能归于正常，咳嗽乃治。但注意，外邪所感不可过早滋润收敛，以免敛邪使病势胶固难解。

## 四肢关节用桂芍甘

**按语**

晋师在治疗四肢关节病时有两组对药常用桂枝＋甘草、白芍＋甘草。桂枝、甘草止痛效果好；白芍、甘草舒筋活络。四肢疼用桂枝甘草；屈伸不利，用芍药甘草；屈伸不利又四肢疼者，用桂枝汤。

桂枝＋甘草，即桂枝甘草汤，此方见于《伤寒论》第64条："发汗过多，其人叉手自冒心，心下悸，欲得按者，桂枝甘草汤主之。"本方多用于各种疾病，尤其心血管疾病引起的"心悸"，其主要功效可用"辛甘化阳"概括。晋师常将"桂枝＋甘草"用于四肢关节疼痛类疾病，尤其上肢疼痛。《神农本草经》曰桂枝"利关节，补中益气。久服通神，轻身不老"，《本草求真》曰"桂枝能横行于臂……治痛风胁风"。故晋师认为桂枝甘草鼓舞心阳，心阳强则四肢气血充足温煦，可起到散寒通阳、活血通络止痛的作用。

芍药＋甘草，即芍药甘草汤，见《伤寒论》第29、30条，治"脚挛急"，《朱氏集验方》又称"去杖汤"，经方家曹颖甫以此方治疗"足遇多行走时则肿痛……痛甚时筋挛"者。现临床应用芍药甘草汤的范围很广，包括四肢骨骼肌表现为"抽筋感"的拘急、痉挛和内脏平滑肌紧张导致的阵发性、痉挛性疼痛，均有良效。晋师在治疗"抽筋、关节屈伸不利"时常用芍药＋甘草。

郑某，女，52岁。反复四肢关节肿痛多年，明确诊断"类风湿关节炎"。治以补益肝肾、祛风散寒止痛，以黄芪桂枝五物汤加减。处方：桑寄生30g，杜仲12g，桂枝12g，白芍15g，大枣15g，炙甘草9g，川续断12g，秦艽12g，巴戟天15g，狗脊15g，威灵仙12g，怀牛膝12g，生黄芪45g，当归9g，陈皮3g，细辛5g，附片9g（先煎）。本患者类风湿关节炎多年，关节痛、关节屈伸不利均有，故桂枝＋甘草、白芍＋甘草均使用，增强舒筋活络、缓急止痛的作用。

## 各类水肿用黄芪

**按语**

温肾运脾化瘀利水，加生黄芪30g至45g，治疗各种类型水肿效佳。水肿是因肺失宣降、脾失健运、肾失开合、膀胱气化失常而出现的全身或下肢浮肿为主的一种病证。水肿与肺、脾、肾三脏气虚关系密切：肺气虚宣降失调，不能通调水道，脾气虚失于运化水湿，肾气虚则膀胱气化无力，水无所主。黄芪是补气要药，能补肺气助宣发、肃降、通调水道，协调膀胱气化、水道通利（利尿），又能补脾气以助化水湿消肿。另黄芪归脾经，通利三焦，能拓里达表，主治肌表、皮肤表面的水。因此气虚水液运化失常及阳虚不能化气行水出现的水肿，如急慢性肾炎、黏液性水肿、特发性水肿、肝源性及心源性水肿等均可用黄芪治疗。且现代研究发现黄芪有显著利尿作用，又能减少尿蛋白，保护肝脏，防止肝糖原减少而对肾炎及肝源性水肿效佳。晋师认为，治疗水肿，黄芪要生用，因生黄芪走表，炙黄芪走里，且用量要大，须30g以上。下肢水肿、眼睑浮肿等可理解为水在肌表，表虚则水聚而现肿胀，得黄芪助正气以开通隧道，水被外驱，肿胀可消。

黄某，男，40岁，慢性肾炎病史6年余，头昏，乏力，面浮肿，下肢轻度水肿，眠差，夜尿1次，舌胖苔白厚，脉稍弦。治疗以清利湿热、益气利水为主。方用三仁汤加生黄芪、芡实、石莲子等。方药：石莲子15g，芡实24g，生黄芪45g，薏苡仁24g，杏仁9g，白豆蔻3g，淡竹叶12g，甘草3g，厚朴6g，通草3g，滑石18g，半夏12g，杜仲12g，乌药6g，陈皮3g。三仁汤清利三焦湿热、宣畅气机，加石莲子清湿热，芡实补脾固肾，生黄芪45g补气利水。

游某，男，86岁。乏力、下肢水肿、冷麻疼痛，有"下肢动脉粥样硬化"病史。治以活血利水、祛瘀止痛，方用补阳还五汤加减。处方：生黄芪90g，葛根15g，丹参15g，木瓜15g，怀牛膝12g，延胡索9g，桂枝9g，淫羊藿24g，白芍15g，大枣15g，炙甘草9g，地龙5g，白僵蚕4g，威灵仙12g。补阳还五汤中生黄芪用了90g，晋师言其作用体现有二：一是黄芪本身补益作用，健脾益气；二是用其对气的推动作用，气足则推动力量大，推动活血药走，也就是用大水来通经络。中风患者肢体偏瘫，两边气不平衡，则气血运行不利，血行不利则为瘀、为水，水聚凝则生痰，补气利水就是化痰、祛瘀。

由上述2案可见，晋师临证注重药物比例及配伍，攻补兼施。在治疗水肿病时，不能只关注利水，根据患者情况，配合补气化气、清利湿热、养阴降浊、活血通络等药物，必须水瘀并治，气血同调。利水而气不足，就好比无弓射箭；消肿而血不畅，就好比无水行舟。方中黄芪既能补脾益气治本，又能利尿消肿治标。

## • 脑萎缩多属肝肾亏有痰瘀 •

**按语**

晋师认为，脑萎缩、痴呆、记忆力下降等脑病多属本虚标实，本虚即肝肾亏虚，标实即有痰、有瘀。在治疗上补肝肾、化痰、祛瘀并行。补虚、祛邪何者为主，则要根据患者情况来分辨，考虑哪个是主要矛盾？以解决主要矛盾为先。其中治疗脑萎缩，活血祛瘀比较少，化痰比较多，若脑萎缩患者明显纳差，则健脾化痰为主，稍加补益肝肾。

晋师对方剂学应用有自己独到的见解，他在临证中善用、熟用经方，且常合方、变方，师而不泥，不拘陈法，革旧鼎新。晋师不仅有扎实的中医理论，同时对现代医学研究也有深入的了解，因此其处方用药既吸收了经方之精华，又采纳了现代药理研究的成果，如此才能提高临床疗效。晋师继承了戴裕光教授的用药理念，用药平和，不冒奇险，不以量重取胜，以四两之力，但可拨千斤之重，做到"药须平淡，平淡到无病之人可服，而有病之人又须必效"。

### ● 升降汤 ●

处方：蒲公英30g，瓜蒌子12g，晚蚕沙15g，柴胡4g，升麻6g，葛根15g，生白术45g，枳壳9g，厚朴9g，当归9g，天花粉9g，枇杷叶15g。

功效：清化湿热，降浊通便。

主治：食欲不佳，腹胀，大便燥结，数日一行，舌苔厚腻。

## 按语

便秘的治疗通常以消导药物为常用，西药如果导片、便塞停、开塞露等，中药如麻仁丸、润肠丸、上清丸等，都是以通下为主。这对普通的较短时间的便秘疗效好，对长期便秘、老年性便秘的人群，若长期服用会导致便秘进一步加重，甚至引起结肠黑变病。升降汤为晋师治疗习惯性便秘设立的常用方，方中以柴胡、升麻升清，厚朴、枳壳降气，重用生白术健脾润肠、通便，当归养血润肠，天花粉、葛根生津润肠，枇杷叶降肺气，蒲公英、晚蚕沙、瓜蒌子降浊，全方有升有降，恢复脾胃气机之升降，临床应用，确有良效。临床如见痰多，舌苔厚腻可合用二陈汤（陈皮、半夏、茯苓、甘草）；如舌厚腻，胃纳少思，脘腹胀满者，可合用平胃散（苍术、厚朴、陈皮、甘草）；如见胃气上逆，恶心欲呕，大便不畅，不寐，可合用温胆汤（陈皮、半夏、茯苓、枳壳、竹茹、甘草）等。

病案　　门诊病历

张某，女，45岁，教师，2008年9月12日初诊。主诉：排便困难2年余。2年前长期加班后，排便不畅，大便干结，每3~4日1行，或大量进食香蕉蜂蜜后排便，或自服麻仁丸等，停药后不久症状如旧。就诊时已三日未解大便，平时排便时间长，20~30分钟，便干，伴胸胁不舒，脘腹胀满，餐后尤重，寐差或多梦，舌淡红，苔薄微腻，脉弦数。诊断：便秘。辨证：气郁不运，肠燥便结。治法：降气开郁，润肠通便。方药：经验方升降汤加味。处方：蒲公英20g，晚蚕沙15g（包煎），瓜蒌子15g，柴胡4g，升麻6g，葛根15g，生白术45g，枳壳9g，厚朴9g，当归9g，天花粉9g，枇杷叶15g，生甘草6g。3剂，水煎服，1日1剂，嘱每日晨起按时蹲厕。2008年9月15日二诊，服前方后排便正常，每日1次，所伴随的胸腹症状随之改善，但仍有多梦，舌脉象无异常。原方中加杏仁15g。14剂。嘱其生活中注意适当活动，酌情进行腹部按摩。

常用方、效方

## 柴胡龙牡汤

处方：小柴胡汤加龙骨 30g，牡蛎 30g，酸枣仁 12g，五味子 6g，川芎 9g，白芍 15g。

功效：疏肝解郁、燮理阴阳、养血安神。

主治：心烦，心悸，多汗，善太息，口苦，咽干，目眩，失眠或夜寐不实，多梦。男子非实非虚之状态，工作紧张，心情抑郁，烦躁失眠等神经衰弱症，以及神经官能症、女子更年期综合征。

**按语**

此方中小柴胡汤意燮理阴阳，龙骨、牡蛎益阴潜敛，川芎通调血络，酸枣仁、五味子滋阴养血安神，晋师常用其治疗更年期综合征、失眠或各类神经官能症，因为此类疾病基本病机都为阴阳失调，而小柴胡汤对阴阳有双向调节的作用，无论是阴多阳少还是阳多阴少均可调至平衡，故以小柴胡汤为主方。本方加桂枝、茯苓可强心阳、安神定悸；加吴茱萸可温肝化饮和胃；或合甘麦大枣汤（浮小麦、炙甘草、大枣）以养心敛汗；合百合地黄知母汤以益肺魄、清虚热；合苓桂术甘汤以化饮；有情志气滞者可加疏肝散；有热，失眠，心烦者加栀子豉汤；失眠、胸闷、痰黄者加小陷胸汤；对病久痰迷心窍者也可加远志、石菖蒲、郁金；或加石决明、珍珠母以平肝潜敛，对于伴有高血压者尤其适用；血压以舒张压高者还可加益母草、泽兰、怀牛膝以解除血管的挛缩。此外，如狂躁型精神病可用此方合温胆肠、涤痰汤、礞石滚痰丸、生铁落饮或牛黄清心丸等。

刘某，男，52岁，农民。2012年9月10日初诊。因失眠伴口苦1个月来诊。平时喜饮酒，1个月前出现失眠，胸闷，咯黄痰，口苦，四处医治无效（用药不详），诊时见失眠，胸闷，咯黄痰，量较多，心烦，口苦咽干，纳差，大便秘结，舌红，苔黄腻，脉弦滑。诊断：不寐。辨证：痰热扰心、心神不安。治法：清热化痰，养心安神，方药：柴胡龙牡汤合小陷胸汤。处方：制半夏12g，黄连6g，全瓜蒌24g，胆南星9g，柴胡12g，黄芩9g，党参12g，甘草9g，生姜9g，大枣15g，川芎9g，白芍15g，酸枣仁12g，五味子9g，龙骨30g，牡蛎30g。服药6剂后，胸闷、心烦、失眠诸症尽失。此例患者为痰热互结之失眠症，并且伴有痰热上扰、心神不宁的表现，晋师采用柴胡加龙牡汤合小陷胸汤治之，方中用柴胡加龙牡汤协同调理阴阳，使气机条达；黄连苦寒，泄心下的结热；全瓜蒌甘寒滑润，涤除心下结痰；制半夏辛开，散因热而结的痰浊，使热除痰去，失眠自愈。

## · 宣降汤 ·

处方：前胡12g，桔梗9g，杏仁9g，甘草4g，枳壳12g，枇杷叶15g，厚朴9g，车前草12g，百部12g。

功效：宣降肺气、止咳。

主治：各类咳嗽。

**按语**

《医宗金鉴》云："五脏六腑皆令人咳，而大要皆在聚于胃，关于肺也"，因为胃虚，其所游溢之精气与脾湿归于肺，肺之津液不能清肃，水精之浊气难于四布，是生痰之本，咳嗽之源。又因肺居于胸中，主气清肃，外感邪气，干扰肺气清肃功能，肺失宣降，上逆而咳嗽。因此，晋师常说，对于外感咳嗽，就是要"给邪找出路"，需要宣降肺胃之气，恢复其宣发肃降之功能，常用宣降汤加减。方中柴胡、桔梗宣肺气，前胡、杏仁、枳壳、枇杷叶、厚朴、百部降肺胃之逆气，车前草祛痰止咳，甘草调和诸药，一宣一降，以降为主，使肺胃之宣发肃降功能恢复，咳逆自止。寒邪重，可加紫苏叶发汗解表，温胃和中，助柴胡、桔梗宣发肺气；肺气郁闭严重者加麻黄，成三拗汤加强宣肺散寒之功；肺阴不足者加北沙参、麦冬；湿浊之邪重者加南沙参、豆蔻、通草引邪从小便出；化热者加栀子、黄芩、竹茹；痰黄者加芦根、石膏、鱼腥草；咽痛者加白茅根、牛蒡子、马勃；小儿常加六君子汤以健脾胃。

---

**病案** 　　门诊病历

蒋某，男，6岁。反复干咳，咽喉痒异物感3个月，儿童医院诊断为"咳嗽变异性哮喘"，经治疗后仍不缓解。刻下症：干咳咽痒无痰，频繁清嗓子，鼻塞，打喷嚏，天气变化加重，饮食小便正常，大便干燥，两三日一次。舌淡苔稍腻，脉稍滑。治疗以宣降肺胃之气为主，健脾化痰为辅，7剂而3个月之宿疾即愈。方药：麻黄6g，柴胡6g，前胡6g，桔梗4g，杏仁6g，甘草2g，枳壳6g，枇杷叶9g，厚朴4g，谷芽6g，僵蚕4g，姜半夏6g，南沙参15g，茯苓6g，生白术12g，陈皮4g。方用宣降汤合六君子汤加减，宣降汤宣肺降气，并有化痰止咳之功，六君子汤健脾化痰，有扶助正气之效，两方合用，一宣一降，一补一泻，标本兼治。

## ✦ 二仙参附强心汤 ✦

处方：仙鹤草30g，淫羊藿30g，党参24g，附子12g，细辛5g，葶苈子 18g，大枣 15g，生黄芪 45g，丹参 15g，陈皮 4g。

功效：益气养心、活血利水。

主治：各种心力衰竭气虚水泛者。

## 按语

心力衰竭属中医学"心悸""水肿""痰饮"等范畴，阳虚气衰、瘀阻水停为其基本病机。因其为本虚标实、虚实夹杂，日久则互为因果，故病情反复，治疗必须因果兼顾，虚实并治，上以温通心肺以减瘀血水停，下以温肾助阳以培元利水，以改善慢性心功能不全症状，降低病死率。二仙参附强心汤主要为仙鹤草、淫羊藿、党参、附子、细辛、葶苈子、大枣、生黄芪、丹参、陈皮等组成，其中附子、党参益气温阳为君药；仙鹤草益气补肺脾，淫羊藿温肾助阳，细辛回阳补火、散寒除湿，生黄芪补肺气利水共为臣药；葶苈子、大枣强心利胸中水行气，陈皮理气防黄芪腻而碍脾，丹参活血化瘀共为佐使药。全方共奏温阳益气、强心利水、活血祛瘀之效。水肿明显者加五苓散、阴虚明显者加生脉饮。

病案 　　门诊病历

钱某，男，21 岁，因病毒性心肌炎后出现反复心悸，胸闷伴双下肢水肿，活动加重，睡眠差，血压高，神疲乏力，怕冷，小便清长，大便溏薄，舌淡胖，苔白，脉沉涩。晋师以温阳益气、强心利水、活血祛瘀之法治之，方用二仙参附强心汤合五苓散加减，调理半月而症状改善，调理 3 个月而诸症消失，半年痊愈。方药：仙鹤草 30g，淫羊藿 24g，党参 24g，制附片 12g，细辛 5g，葶苈子 18g，大枣 15g，生黄芪 45g，丹参 15g，陈皮 4g，桂枝 12g，白芍 12g，炙甘草 9g，茯苓 30g，猪苓 12g，泽泻 9g，白术 12g，桑寄生 30g，生姜 5 片。方中用二仙参附强心汤益气温阳，强心利水，活血祛瘀，五苓散温阳化气、利湿行水，助二仙参附强心汤温阳利水之力。

## 二仙芪苓汤

处方：仙茅 18g，淫羊藿 18g，生黄芪 30g，茯苓 30g，猪苓 12g，泽泻 12g，白术 12g，桂枝 9g，益母草 15g，陈皮 4g。

功效：温阳益气，利水消肿。

主治：特发性水肿。

**按语**

此方与二仙参附强心汤虽都以二仙开头，但两者用药并不相同。二仙参附强心汤以仙鹤草益气补肺脾，淫羊藿温肾助阳，二仙芪苓汤则以仙茅温补脾肾之阳，淫羊藿补肾助阳、祛风除湿。两方均使用大量生黄芪，因生黄芪有强的补气利水之效。但二仙参附强心汤主治各类心力衰竭，因心为阳中之阳，心衰必有心阳不足，当以补阳助阳，故组方中配伍附子；病在上焦，故再配伍作用于上焦的葶苈大枣泻肺汤。二仙芪苓汤主治特发性水肿，其病位在脾肾，故配伍作用于下焦的五苓散。若为心衰伴有明显水肿的患者，则可两者合方进行治疗。

---

病案一　　　　　　　　门诊病历

王某，男，75岁，因"间断心悸、胸闷 2 年，双下肢水肿 2 月余"入院。患者 2 年前提重物后出现心悸、心前区闷痛不适，住院完善检查后诊断为"冠状动脉粥样硬化性心脏病、急性非 ST 段抬高型心肌梗死、高血压 3 级很高危"，给予抗血小板聚集、降脂、控制血压、改善心肌代谢及微循环治疗。2 月余前，患者劳累后出现双下肢明显水肿，"心累"、气促、小便量少（24h 尿量约 700mL），胸闷憋气，喘息不能平卧，饮食减少，大便未见明显异常。舌体胖大，色暗，苔白腻，脉沉略滑。辅助检查：心脏彩超：EF 36%，全心增大，主动脉升部及肺动脉主干增宽；左室前壁、前间壁、后间壁动度降低；三尖瓣重度反流，反流压差增高，考虑有肺动脉高压；二尖瓣、主动脉瓣重度反流；左室收缩功能降低、舒张功能减退。B 型促尿钠排泄缩氨酸 4020.0pg/mL、血清总蛋白 60.4g/L、血清白蛋白 31.5g/L、前白蛋白 104mg/L。中医诊断：心衰病，证属心阳不足，水湿内停。治以益气温阳，利水消肿，方用二仙芪苓汤合二仙参附强心汤加减。

处方：淫羊藿 24g，仙鹤草 24g，葶苈子 24g（包煎），大枣 12g，红参 12g（另煎），制附片 12g（先煎），麦冬 12g，五味子 6g，泽兰 12g，生黄芪 45g，陈皮 3g，茯苓 24g，桂枝 12g，猪苓 12g，炒白术 12g，泽泻 12g，益母草 15g。7 剂，水浓煎服，日 1 剂。

患者服药 1 周后，双下肢水肿明显减轻，喘促、气短、胸闷症状较前缓解，时有乏力，食欲渐可，睡眠较前略有改善，复查 B 型促尿钠排泄缩氨酸 1340.0pg/mL，上方续 7 剂，后出院门诊随诊。

病案二　　　门诊病历

于某，男性，69 岁。双下肢水肿半年来诊，现症见面部、上肢无水肿，以踝部水肿为主，下肢按之没指，站立后症状加重，纳差便溏，气短乏力，腰部冷痛酸重，尿量偏少，舌质淡胖、苔白、脉沉细。辅助检查未见异常。西医诊断：特发性水肿。中医诊断：水肿。辨证：脾肾两虚证。治以健脾益气、温肾利水，方用二仙芪苓汤加减。处方：茯苓 30g，白术 15g，泽泻 12g，猪苓 12g，桂枝 15g，益母草 15g，泽兰 12g，仙鹤草 30g，仙茅 15g，淫羊藿 24g，制附片 15g（先煎），大腹皮 12g，生黄芪 60g，车前子 12g（包煎），生姜 3 片。7 剂，水煎服，每日 1 剂。

二诊：用药后踝关节肿渐消，尿量有所增加，大便成型，气短乏力明显改善，仍腰冷，夜尿频，脉沉，在原方基础上加用金匮肾气丸以温补肾阳。处方：茯苓 30g，白术 15g，泽泻 12g，猪苓 12g，桂枝 15g，益母草

15g，制附片 15g（先煎），车前子 12g（包煎），牛膝 12g，山茱萸 12g，熟地黄 15g，山药 18g，丹皮 9g，泽泻 9g，仙鹤草 24g，淫羊藿 24g，生姜 3 片。14 剂，水煎服，每日 1 剂。

以上两个病案，一则治心衰水肿，一则治特发性水肿，可见晋师辨病论治的差异。心衰水肿以二仙芪苓汤合二仙参附强心汤，因恐温阳药太过伤阴，故配伍生脉散养阴，再配伍泽兰，因泽兰行水消肿的同时可活血化瘀。特发性水肿则以二仙芪苓汤为主，配伍大腹皮，此药辛温下气宽中，利水消肿；用皮者，因病在皮，以皮行皮之功。

## 二至汤

处方：桑寄生 15g，女贞子 12g。

功效：滋养肝肾。

主治：女子肝肾阴虚证。

**按语**

女贞子又名冬青子，以冬至采摘者为佳，而墨旱莲又以夏至收割者为良，二药组方，取冬至、夏至天时之气，故名"二至"，是治疗女子肝肾阴虚证的常用方剂。但临床晋师常用桑寄生代墨旱莲，因其认为桑寄生补肝肾作用比墨旱莲更强，故凡用作补益肝肾之用时，皆以桑寄生代墨旱莲。

病案一    门诊病历

黄某，女，28 岁，大学老师，2020 年 4 月 13 日初诊。患者因停经 7 个月就诊，患者诉末次月经为 2019 年 9 月 5 日，平素月经量极少，1～2 天净，月经色黑。既往人流术 5 次。现症见神疲乏力，手足冷，畏寒、怕风，纳差，大便偏稀溏，腰膝酸软，睡眠差多梦，体瘦，夜尿多，舌淡，舌边有齿痕，苔白，脉细。辅助检查：血常规正常；妇科 B 超提示子宫内膜薄，附件未见异常；性激素检查：FSH 升高，雌激素水平降低。西医诊断：卵巢早衰。未经西医激素治疗。此乃气血虚弱、肝肾亏虚之证，宜益气养血调经，补益肝肾。以归脾丸合茜草三物汤、二至丸加减治疗。处方：枸杞子 15g，杜仲 12g，淫羊藿 18g，当归 9g，川芎 9g，桂枝 9g，白芍 15g，大枣 12g，党参 15g，炙黄芪 18g，茯苓 12g，白术 12g，龙眼肉 12g，桑寄生 15g，女贞子 15g，茜草 15g，酸枣仁 15g，乌药 6g。14 剂，加生姜 2 片，水煎服，日 1 剂，分三次温服。忌生冷食物，如遇经行亦不停药。

二诊（2020 年 4 月 28 日）：服药后，患者诉月经仍未行，有少量白带出现，但精神好转，手足冷，畏寒怕风，腰膝酸软，睡眠差多梦等症状也有所缓解，大便成形，小便正常。舌淡边有齿痕，苔微白，脉微细。可见脾胃得健，气血逐渐得补，睡眠改善去酸枣仁，加熟地黄 15g 滋阴补血。

三诊（2020 年 5 月 13 日）：服药后，患者诉月经已于 5 月 6 日得行，量极少，颜色黑，经期半天，精神明显好转。诉乏力，手足冷，怕风等症状基本缓解，大便成形，小便正常。舌淡，舌边齿痕也有所好转，苔薄白，脉缓。气血亏虚逐渐得以补充，肝肾冲任逐渐充养，卵巢功能得以恢复，但仍有经血量少、神疲乏力等气血不足之象，现仍当健脾益气补血调经。前方去桂枝、白芍，加砂仁 3g 顾护脾胃。

四诊（2020 年 6 月 11 日）：患者诉本月 7 日月经来潮，色红，经期 2 天，月经量少，但较前次月经量有所增多，经期有腰部微酸胀不适，自觉眠可，继续守方 28 剂，服完药后于 7 月 9 日复诊，月经按时而下，经期 2 天，色鲜红，经量较前又有所增加。

病案二　　　　　门诊病历

曹某，女，33 岁，护士，籍贯贵州。2019 年 10 月 23 日初诊。患者因结婚后未避孕，3 年未孕就诊。辅助检查：血常规、妇科 B 超、雌孕激素水平测定、卵泡监测均正常，男方检查精液常规正常。在当地医院寻中西医治疗未孕，今日来门诊就诊。诉末次月经9月27日，平素月经周期不规律，时而提前时而延后，经期5~7天，月经后期量少色淡，腰膝酸软，多梦，性急易怒。夜尿1次，大小便正常，舌淡，苔薄白，尺脉微沉。西医诊断：原发性不孕。中医诊断：不孕病，辨证为肾虚肝郁、冲任不调，予茜草三物汤合二至丸加减治疗。处方：枸杞子15g，杜仲12g，淫羊藿24g，当归9g，川芎9g，白芍15g，菟丝子15g，沙苑子12g，桑寄生12g，女贞子12g，茜草15g，甘草4g，柴胡9g，炮姜6g，肉桂3g，首乌藤30g。14剂，加生姜2片，水煎服，日1剂，分三次温服。月经期继续服药。

二诊（2019年11月7日）：服药后，患者诉上次月经10月25日，月经仅提前两天，属正常范围，月经颜色较前鲜红，经量有所增加。脾气急躁、腰膝酸软、多梦等症状均有改善，精神好转。可见肝肾得补、肝气已疏，以前方去首乌藤，柴胡改为3g继续补肾调经疏肝。

三诊（2019年11月21日）：患者诉前几日进食生冷水果后胃部胀闷隐痛，余无不适，在原方基础上加紫苏梗6g，以温胃行气止痛。

四诊（2019年12月10日）：患者诉上月月经未行，自己在家测早孕试纸阳性遂来复诊。门诊查血HCG证实成功受孕。

两案一为治疗卵巢早衰，一为治疗不孕，辨证一以脾虚为主，一以肾虚肝郁为主，但两者都与调经种子相关，故与肝肾关系密切，故都在主方基础上配伍使用二至丸滋养肝肾。晋师使用二至丸多不作为主方使用，一般于月经不调、卵巢早衰、不孕等病在辨证论治基础上辨病使用，凡与种子相关的疾病，都可配伍。

## ● 前列腺肥大方 ●

处方：荔枝核 9g，橘核 9g，石莲子 30g，柴胡 12g，半夏 12g，党参 24g，炙甘草 4g，黄芩 3g，干姜 5g，大枣 15g。

功效：益气、软坚、通络。

主治：前列腺肥大，尿频尿急尿不尽。

**按语**

此方为小柴胡汤加荔枝核，橘核，石莲子，因前列腺为肝经所循行之处，故晋师治疗前列腺相关疾病多用小柴胡汤加减。荔枝核、橘核，均有软坚散结之功效，且均入肝经，前列腺肥大或女性卵巢囊肿、附件增生等常配伍使用。石莲子具有很好的治疗淋证的效果，前列腺肥大往往有尿频尿急尿不尽的表现，故也常配伍使用。若夜尿多者加益智仁、连翘、桑螵蛸。

**病案**　　　　**门诊病历**

王某，男，51 岁，前列腺肥大。现症见：尿频，尿急，白天明显，无尿血尿痛，偶有小腹胀，平素易怒，平素有慢性胃炎病史，口臭，咽部异物感，无反酸打嗝，无胃痛胃胀。舌淡苔薄，脉弦。考虑为淋证，方用前列腺肥大方加减。处方：橘核 9g，荔枝核 9g，蒲公英 18g，柴胡 12g，半夏 12g，党参 15g，炙甘草 9g，黄芩 3g，干姜 4g，大枣 15g，龙骨 30g（先煎），牡蛎 30g（先煎），淫羊藿 24g，百合 18g，延胡索 9g，枇杷叶 15g。

## 柴芍六君子汤

处方：柴胡 12g，白芍 15g，党参 24g，白术 12g，茯苓 12g，炙甘草 4g，半夏 12g，陈皮 9g，垂盆草 30g，薏苡仁 24g，山药 30g。

功效：健脾调肝。

主治：肝硬化、肝癌、癌症化疗后，女子月经不调等。

### 按语

柴芍六君子汤，出自《医宗金鉴》，具有健脾平肝、化痰祛风之功效。主治慢惊，脾虚肝旺，风痰盛者。肝硬化、肝癌多为肝气郁结，气滞血瘀痰凝，病性多实，化疗药物损伤正气，脏腑功能受损，正虚邪实并存。故治疗以扶正驱邪为主。晋师治疗癌症化疗后，一般以恢复患者脾胃功能为第一要务，因脾胃为后天之本，气血生化之源，得一分胃气便有一分生机，故常以六君子汤为主加减，而肝硬化、肝癌等病位在肝，故配伍入肝经的柴胡、白芍。同样，女子以肝为先天，若女子脾虚，亦要考虑到肝，故也常用此方。

#### 病案一     门诊病历

许某，男，55岁，肝癌术后。肝癌术后1月余，纳差，乏力疲倦，平时性急，大便黏，舌淡苔薄，脉弦细。诊断为肝癌，肝郁脾虚证。方用柴芍六君子汤加减。处方：柴胡 12g，白芍 15g，党参 15g，白术 12g，茯苓 12g，炙甘草 4g，半夏 12g，陈皮 9g，浙贝母 4g，郁金 9g，麦芽 12g，白花蛇舌草 30g，益智仁 5g，连翘 6g，蒲公英 18g，仙鹤草 24g。方中以柴芍六君子汤为主方疏肝健脾。同时加仙鹤草补虚；加白花蛇舌草是因现代药理研究，此药有抗肿瘤的作用；加益智仁、连翘寒温并用，益气调中。

刘某，男，60岁，肝硬化。既往肝硬化病史2年余，现疲倦乏力，平素怕冷，饮食一般，眠差易醒，平素易怒，大小便正常。舌淡苔薄脉细。考虑为肝郁脾虚。处方：柴胡12g，白芍15g，党参18g，白术12g，茯苓12g，炙甘草4g，半夏12g，陈皮9g，益智仁5g，连翘6g，山药18g，麦芽12g，延胡索9g，紫苏梗9g，蒲公英18g。本案也是以柴芍六君子汤为主方健脾疏肝，因患者易怒眠差，故加用麦芽、紫苏梗、延胡索增强疏肝理气之功。

## ● 扶正解毒汤 ●

处方：黄芪30g，党参15g，白术15g，当归9g，延胡索12g，桑寄生15g，女贞子12g，益智仁6g，连翘6g，白花蛇舌草30g，芡实10g，肉桂3g，怀牛膝12g，川续断12g。

功效：益气养血、活血解毒、止痛。

主治：癌症骨转移。

### 按语

骨转移是多数晚期恶性肿瘤患者不可避免的一个病程阶段，发病率逐年升高，伴有的疼痛和压迫症状严重影响患者生活质量。骨转移性癌痛属中医学"骨瘤""顽痹"范畴。晋师认为骨转移的发生以脏腑亏虚为本，尤以脾肾亏虚为主，不能养髓生骨，致筋骨不坚；另外，痰瘀邪毒易乘虚侵袭，并留置深入于经筋骨，阻滞气机，胶着不去，致脉络凝滞不通，而发为以骨痛为主要症状的骨转移癌。

临床治疗时晋师常以扶正祛邪、辨证与辨病结合为治疗原则，多以补肾健脾、散寒通滞、祛瘀化痰为法，佐以引经药物使药至病所，内外治结合以提高疗效。临床处方多用扶正解毒汤加减。方中重用黄芪，因黄芪为益气健脾圣药，扶助正气以祛邪外出；党参补中益气，当归生津养血；白术健脾燥湿；桑寄生补肾壮阳、益精生髓、强筋壮骨；女贞子滋阴补肾，填精益髓；延胡索活血行气、化瘀止痛、散结通络；益智仁配连翘健胃运脾，以防重剂之滞纳。艾实健脾补肾，怀牛膝、川续断补肝肾强筋骨。整个处方既能健脾益气、滋补肾阴，又益气不生热，补阴不碍脾。

**病案** 　　　门诊病历

　　徐某，男，65岁，以"确诊肝癌7个月，多发骨转移1个月"为主诉就诊。患者2018年3月因肝区疼痛不适，于当地医院检查后诊断为"原发性肝癌"，予对症治疗，2018年10月因腰骶部及髋部疼痛就诊我院，CT检查提示全身广泛骨转移，就诊时症见：腰骶部及髋部疼痛，行走不利，怕冷，饮食一般，睡眠差，舌胖淡暗，苔白，脉沉细。辨证：脾肾亏虚。处方：黄芪30g，党参15g，白术15g，当归9g，延胡索12g，桑寄生15g，女贞子12g，益智仁6g，连翘6g，仙鹤草24g，白花蛇舌草30g，肉桂3g，怀牛膝12g，川续断12g，生姜2片。14剂，水煎服，日1剂。诸药共奏助阳补血、温经散寒止痛之效。患者服用半个月后疼痛减轻，畏冷好转，继续前方守方服用，患者寐差，加入煅牡蛎18g，首乌藤24g，合欢皮12g。1个月后复诊，疼痛明显减轻，舌象也转为舌淡红苔薄白。患者规律复查，至2019年6月，病情尚稳定。

## 化痰和胃降浊汤

　　处方：温胆汤加柴胡4g，蚕沙15g，蒲公英30g，天花粉15g，枇杷叶 15g。

功效：化痰降浊、和胃止呕。

主治：代谢综合征、脂肪肝等。

## 按语

中医学认为"百病多为痰作祟""痰为百病之母"，该方剂在温胆汤的基础上加入了柴胡、蚕沙、蒲公英、天花粉和枇杷叶等药材，使其具有更好的化痰、降浊、和胃的功效。温胆汤原本就有清热化痰、和胃降逆的作用，加入枇杷叶以降胃气，少量柴胡以升清气，一升一降，气机得以调畅，脾胃功能得以恢复。蚕沙具有祛风化痰、通络止痛的作用，对于因痰湿阻络所致的症状有很好的缓解作用。蒲公英味苦性寒，能清热解毒、利湿通便，对于湿热内蕴、大便燥结的症状有很好的改善作用。天花粉有清热生津、润燥通便的效果，可缓解因痰热内蕴导致的口渴、大便燥结等症状。另外枇杷叶味苦性微寒，具有清热化痰的作用，与温胆汤中的其他药相互协同，增强化痰降浊的功效。

化痰和胃降浊汤主要用于治疗痰浊所致的恶心欲呕、心烦、大便燥结等症状，适用于代谢综合征、脂肪肝等西医诊断的患者。这些病症多因痰湿阻滞所致，运用化痰和胃降浊汤能调和气血、平衡阴阳，达到治疗病症的目的。

在临床应用中，化痰和胃降浊汤加减可根据患者的具体症状和体质进行调整。若患者伴有肝火旺盛，可加用牡丹皮、栀子等以清肝火；若伴有胃痛者，可加延胡索、川芎，以活血止痛；伴有胃寒者，可加干姜、肉桂，以温中散寒；伴有胃火者，可加黄连、石膏，以清胃降火。临证时可根据患者的具体情况，灵活运用化痰和胃降浊汤，以达到最佳的治疗效果。

## · 宽胸理气汤 ·

处方：瓜蒌15g，薤白6g，半夏12g，桂枝9g，白芍15g，炙甘草4g，大枣15g，生黄芪24g，党参24g，麦冬12g，五味子4g，地龙4g，生姜3片。

功效：宽胸理气、化痰活瘀。

主治：慢性支气管炎、冠心病等见胸闷疼痛、咳嗽、吐痰等症。

**按语**

该方为瓜蒌薤白半夏汤、桂枝汤、生脉散加减而成。方中瓜蒌清热化痰，宽胸散结；半夏辛散消痞，化痰散结；瓜蒌、薤白两药配伍宽胸散结功效显著，薤白辛温通阳，豁痰下气，理气宽胸；配伍地龙活血化瘀；"脾为生痰之源"，加用黄芪、陈皮益气健脾；配伍生脉散益气养阴；桂枝汤温通经络，补而不燥，兼有行气通络之功效。此方主要用于慢性支气管炎、冠心病等上焦痰浊的疾病，因痰非温不化，故以瓜蒌薤白半夏汤和桂枝汤配伍。晋师治疗心系疾病喜用桂枝汤，因桂枝汤中桂枝甘草汤通心阳，芍药甘草汤养心阴，平补心之阴阳，故无论是冠心病、先心病、心力衰竭等都喜用桂枝汤加减。

## · 养肝疏肝汤 ·

处方：白芍15g，生甘草6g，女贞子12g，沙苑子12g，山药15g，香附9g，川芎9g，柴胡12g，黄芩9g，延胡索12g，郁金9g，谷芽12g，麦芽12g。

功效：滋养肝阴、疏调肝气。

主治：慢性肝炎症见疲乏劳累，胁痛，心烦等。

**按语**

慢性肝炎属于中医胁痛、黄疸、积聚、鼓胀范畴，患者多有肝郁气滞表现，如情绪焦虑抑郁、性急、胸胁部隐痛、消化功能差、胸胁闷胀、疲倦等。该方是以柴胡疏肝散为基础，方中柴胡为君药，疏肝解郁、和解表里；白芍、香附、川芎为臣药，调畅肝经气血，改善胁肋疼痛，和缓肝经气郁之痛；理气药去原方中枳壳、陈皮，加用郁金、麦芽以加强疏调肝气之功效；女贞子、沙苑子滋补肝阴；谷芽健脾养胃；山药补益肺脾肾；黄芩清利中焦湿热以助养阴，防止全方过于滋腻；炙甘草调和诸药，全方共奏滋养肝阴、疏调肝气之功效。临床用于治疗慢性肝炎症见疲倦、胁痛、心烦等效果显著。

## ❖ 益肝肾明目汤 ❖

处方：女贞子12g，墨旱莲30g，桑寄生15g，栀子3g，菊花12g，沙苑子15g，白蒺藜15g，车前子12g，泽泻12g，川牛膝15g，柴胡4g，甘草4g，桑叶12g，白芍15g。

功效：养肝肾、明目止痒。

主治：肝阴虚致目干涩、痒、神疲、心烦等症。

**按语**

该方为二至丸加桑寄生、车前子、沙苑子、川牛膝等补益肝肾；柴胡、白芍疏肝；栀子、菊花、桑叶、白蒺藜疏风清热。晋师使用二至丸喜用桑寄生代墨旱莲，因其认为桑寄生补肾之力更强，但在治疗眼部疾病时，常女贞子、墨旱莲、桑寄生同用，因墨旱莲有治疗目疾的作用。

　　患者李某，女，68 岁，冠心病，高血压。现症见腰酸，腿软乏力，视物模糊，眼部干涩，口干，目眵多，眠欠佳，二便可，舌淡苔薄白，脉沉细。辨证为肝肾不足，虚火上扰。方以益肝肾明目汤加减，处方：女贞子 12g，墨旱莲 30g，桑寄生 15g，栀子 3g，菊花 12g，沙苑子 15g，白蒺藜 15g，车前子 12g，泽泻 12g，川牛膝 15g，柴胡 4g，甘草 4g，桑叶 12g，白芍 15g，木贼草 12g，苍术 9g。方中配伍木贼草明目，泽泻、苍术祛湿利肝肾。经治后患者症状好转，经原方加减继续口服 1 个月后症状明显缓解。

## 益气温阳、活血化瘀、利水消肿治疗慢性心力衰竭

与心力衰竭相关病名（心胀、心痹）最早见于《内经》，《素问·痹论》"心痹者，脉不通，烦则心下鼓，暴上气而喘"，"脉痹不已，复感于邪，内舍于心"和《灵枢·胀论》"夫心胀者，烦心短气，卧不安"。张仲景在此基础上提出"心水"病名，其证候与心力衰竭非常接近，《金匮要略·水气病脉证并治》曰："心水者，其人身重而少气，不得卧，烦而躁，其人阴肿"，"心下坚，大如盘，边如旋盘，水饮所作。"可见张仲景认为此病与水饮关系密切，晋师治疗心力衰竭的理论多承袭自仲景的理论，并在此基础上有所发挥。

### 1. 病因病机

《黄帝内经》曰："心者，五脏六腑之大主也，精神之所舍也"，"心主身之血脉"，"主不明则十二官危，使道闭塞而不通，形乃大伤"，强调了心在人体中的首要地位，同时强调了全身血液的运行主要由心来推动。

心为阳中之阳，晋师非常推崇《黄帝内经》的"阳气者，若天与日，失其所，则折寿而不彰"和张景岳的"天之大宝，只此一丸红日；人之大宝，只此一息真阳"，认为就心而言，心阳最为重要，心阳充盛，则鼓动血液有力；心阳虚衰，则行血无力，各种心血管疾病继而发生。由此晋师认为慢性心力衰竭的病机：初为阳气亏虚，继之瘀血停滞，终致水饮内停，而瘀血水饮作为病理性致病因素进一步损伤阳气，从而形成虚实夹杂的恶性循环。

张仲景治疗胸痹心痛的"阳微阴弦"理论，晋师认为也适用于慢性心力衰竭：心之阳气亏虚为本病的病理基础，为本。本病始动因素当为阳气虚，阳虚不能化气行水，气虚不能推动血流运行，则成为血瘀水停。瘀血、水饮为主要病理因素，为标。它不仅是心阳气虚的病理产物，同时对心之阳气进一步损伤，使病情加重。同时血瘀和水饮之间又相互影响，一则血不利则为水，二则水饮停聚，阻滞气血运行形成血瘀、水饮相互胶着状态。病位在心，与肾密切相关，并及肺、脾、肝。肾为一身元阳之根，心阳气虚，久必及肾，肾阳亏虚则失温煦、摄纳之权而成水肿、尿少等；心肺同居于上焦，心主血，肺主气，心气无力，血运迟滞，肺气受损，治节过劳，终致心肺气虚，症见胸闷、气短、咯血等；心主火，脾主土，心阳亏虚，火不生土，则脾运失职，可见纳呆、腹胀、便溏、泄泻等；心主血，肝藏血，心主失职，肝血失藏则瘀积胁下而成癥积、黄疸。总之，病位虽主在心，但波及五脏，临床可产生"心动则五脏六腑皆摇"的严重后果。

### 2. 治法方药

（1）益气温阳治本：晋师认为，益气温阳是心力衰竭治本的重要方法，需贯穿心衰治疗的全过程。益气常选用黄芪、人参、党参、仙鹤草、白术等，温阳常选用淫羊藿、附子、桂枝、肉苁蓉等，而人参、附子是益气温阳的首选药。附子配伍人参来源于参附汤，由附子、人参二味相使配伍成方，是回阳救逆、温通心脉的有效方剂。其中人参"大补元气"，附子"回阳补火"。二药相伍，有上温心阳、下补命火、中助脾土之功。清代吴谦《删补名医方论》言："补后天之气无如人参，补先天之气无如附子……两者相须，用之得当，则瞬息化气于乌有之乡，顷刻升阳于命门之内，方之最神捷者也。"仙鹤草、淫羊藿也为晋师益气温阳常用药对，仙鹤草又称为"脱力草"，具有很好的补虚益气作用，且现代药理实验显示其还有明显的强心能力；淫羊藿则可补肾阳，以肾阳助心阳，两者相配，起到很好的益气温阳的效果。

（2）活血化瘀，利水消肿治标：活血化瘀、利水消肿是心力衰竭治标的重要方法。葶苈子、大枣药对是晋师常用之品。此药对出自张仲景《金匮要略》葶苈大枣泻肺汤，此方泻肺去痰，利水平喘，其中葶苈子质轻味淡，上行入肺，泻肺降气、祛痰平喘，可泻肺气之闭塞，下能通调水道，利水消肿，再佐以大枣和中扶正，虽原为治疗"肺痈，喘不得卧"或"支饮胸满者"，但对于痰饮蕴结于心胸的心衰效果也较好，无论患者有无喘息不得卧的症状均可使用。

除葶苈大枣泻肺汤外，利水消肿药常选用茯苓、泽兰、猪苓、薏苡仁等，活血化瘀药常选用丹参、赤芍、桃仁、红花等。晋师认为对严重的心衰建议选既有利水作用，又有活血化瘀作用的中药，如益母草、泽兰等。也常重用生黄芪益气利水消肿，量需达30g以上，若量小则仅有益气的功效，而不能达到利水的效果。

依据中医急则治标、缓则治本的原则，晋师认为对于慢性心力衰竭的治疗要采用标本兼治的原则，同时在具体治疗时要有所侧重，如在心衰初期，应以益气温阳治本为主兼以化瘀利水，在心衰末期，应以益气温阳化瘀利水兼重。再如在心衰稳定期，本虚为主，当以补气、温阳治本为主兼以化瘀利水，心衰发作加重期，以标为主，治以化瘀、利水治标为主，佐以益气温阳。因阳虚痰饮贯穿于心力衰竭的全过程，因此，温阳化饮法贯穿于心力衰竭的治疗全过程。

常用方为真武汤、二仙参附强心汤、二仙芪苓汤等。其中，二仙参附强心汤为晋师自拟方，处方：仙鹤草 30g，淫羊藿 30g，党参 24g，附子 12g，细辛 5g，葶苈子 18g，大枣 15g，生黄芪 45g，丹参 15g，陈皮 4g。该方以党参、附子温阳为君；仙鹤草益气补肺脾，淫羊藿温肾助阳，细辛回阳补火、散寒除湿，生黄芪补肺气利水共为臣药；葶苈大枣泻肺汤泻胸中废水，陈皮理气防黄芪腻而碍脾，丹参活血化瘀共为佐使药。此方中仅有一味丹参活血化瘀，绝大部分都为温阳补火、化痰行水之药，可见晋师认为此病多为阳虚和痰饮，只要心阳充盛，则痰饮易去，瘀血得行。

**3. 病案举例**

张某，女，78 岁，2022 年 3 月 7 日初诊。

因"高血压 20 年，胸闷气促、水肿 1 个月"就诊。患者 20 余年前无明显诱因出现头昏，头胀，查血压升高，最高 200/110mmHg，诊断"高血压病"，先后口服"北京降压 0 号、替米沙坦片、硝苯地平片"，现口服"苯磺酸氨氯地平片"5mg/日降压治疗，自测血压为 130/80mmHg。1 月余前患者无明显诱因再次头昏头胀，胸闷，腹胀，气促，双脚肿胀无力，睡眠差，活动后劳累，休息稍缓解，就诊当地医院治以"降压、利尿消肿"，症状稍缓解，仍觉睡眠差，为求进一步诊治于晋师门诊就诊。刻下症：胸闷气促，活动后喘息乏力，休息稍缓解，睡眠差，每夜睡眠 3 小时左右，入睡困难，头昏，时有左侧颜面部潮热感，自觉有热气往上冲，但双足凉，夜尿 1~3 次/晚，每次小便量不多，大便无力。既往"冠状动脉粥样硬化性心脏病"10 余年，现服"阿司匹林肠溶片"100mg 口服 1 次/日 + 辛伐他汀片 10mg 口服 1 次/日，余无特殊。辅助检查：心脏彩超①左心房增大，主动脉升部增宽；②室间隔增厚；③二尖瓣中度反流，三尖瓣微量反流；④左心室舒张功能减退；⑤室壁未见典型节段性运动异常。心电图：①窦性心律；②提示左心室肥大（请结合心脏彩超）；③T波改变。B型钠尿肽前体2215pg/mL。血常规：白细胞5.39×10$^9$/L、中性粒细胞百分率50.1%、血红蛋白118g/L、红细胞3.73×10$^{12}$/L、血小板259×10$^9$/L。尿微量白蛋白23mg/L。血生化：钾3.49mmol/L、钠140.3mmol/L、尿素氮9.20mmol/L、肌酐111.7μmol/L、肾小球滤过率41mL/min、白蛋白44.7g/L、白蛋白/球蛋白1.54、前白蛋白188mg/L、总胆固醇5.42mmol/L。

诊断：心水病。

辨证：心阳虚衰，水气凌心证。

治法：温阳化气利水。

方药：二仙芪苓汤加减。

处方：淫羊藿30g，仙鹤草24g，黄精18g，党参15g，麦冬12g，五味子6g，黄芪30g，茯苓15g，丹参12g，炒白术12g，泽泻9g，猪苓12g，桂枝9g，炙甘草4g，陈皮3g，生姜3片。14剂，水煎服，一日1剂。

复诊：服药2周后患者觉牙龈肿痛感减轻，水肿明显减轻，胸闷气喘症状改善，复查B型钠尿肽前体443.9pg/mL，予二仙参附强心汤加减。

处方：仙鹤草24g，淫羊藿24g，丹参15g，桂枝9g，白芍15g，大枣15g，炙甘草9g，制附片9g，生黄芪45g，党参24g，麦冬12g，五味子6g，茯苓15g，白术12g，细辛5g。

**按语**

患者首诊水肿较明显，出现了胸闷、气促、脚肿、腹胀的表现，此时当以治标为主，加强利水消肿，故以二仙芪苓汤加减，方中二仙温阳益气补虚，大剂量黄芪补气利水，五苓散化气行水，丹参养血活血化瘀。复诊时，患者水肿明显消退，此时当标本兼治，故以二仙参附强心汤加减，相较于前方，增添了温补心阳的桂枝汤和附子，再配伍苓桂术甘汤温阳利水，全方相较于二仙芪苓汤温阳之力大增而利水之能稍减以治其本。患者见口干口苦、龈肿、面潮红、热上冲等表现，恐为之前利尿治疗，于心阳无益反伤阴，致患者津液不足、虚阳上浮，故两方均配伍生脉散养阴生津复脉。

## • 温阳益气、化痰通络为基本大法治疗冠心病 •

### 1. 病因病机

晋师认为该病的主要病机为"阳微阴弦"。"阳微阴弦"出自张仲景《金匮要略》，本为胸痹心痛的基本病机，但晋师认为，冠心病无论是否出现胸痹心痛的症状，此病机均适用。"阳微"，即阳气不足，"阴弦"，即痰浊、阴寒、血瘀等阴邪偏盛。晋师特别强调本病的病机应偏重于"阳微"，心、脾、肾阳气亏虚是发病之本，"阴弦"是发病之标，且以痰浊、阴寒为主。

### 2. 辨证要点

此病临床辨证，重点在辨标本虚实缓急，标实急者，多有气滞、痰浊、寒凝、瘀滞等症状；本虚缓者，多心胸隐痛而闷，因劳累而发，常有心、肾阳虚表现，如胸闷气短，四肢厥冷，神疲，乏力，自汗，舌淡胖嫩等症状。另外，临床还常见冠心病患者无明显胸闷、心痛症状，仅以辅助检查有相关病理表现。晋师言，此类患者切不可被西医诊断限制思路，见冠脉狭窄、动脉粥样硬化就一味地活血化瘀、逐瘀通络，当谨守中医辨证思路，可从患者舌脉、既往生活习惯等方面考虑，此类患者往往有高血压、高血脂、糖尿病等病史，或嗜食肥甘厚味，体型较为肥胖，故辨证应多以痰浊为主，若遇临床无证可辨的情况，从痰浊出发进行诊治，往往都有较好的疗效。

### 3. 辨证论治特点

（1）基本思路：晋师治疗该病常以"阳微阴弦"为切入点，以化痰通络、温阳益气为基本大法，临床灵活运用。晋师临床强调"解决主要问题"，提出发作期表现为标实为主的症状时，应抓住痰、瘀病邪的主要病理变化，给予化痰通络为主，益气温阳为辅；缓解期心、脾、肾阳气亏虚为病之本，尤其是心脾之阳气亏虚，故治当以益气温阳为主，化痰通络为辅，使阳气舒展，痰浊、寒凝、瘀血得去。

（2）常用方剂及用药特点：晋师临床常以瓜蒌薤白半夏汤合桂枝汤为基本方加减应用。无论是在冠心病的急性期还是缓解期，均重视顾护阳气，益气喜用黄芪、党参、仙鹤草；温阳喜用桂枝汤、薤白、附子、细辛、干姜等；另外，虽治疗心系疾病应重视阳气，但亦要注意顾护阴津，因为温阳药物过用可能伤阴，故晋师方中常常配伍生脉散养阴益气。此外，晋师临床治疗此类疾病的用方配伍还有以下特点：①注意化痰，若患者痰浊较盛，出现胸闷、咳痰、苔白厚腻等，则增加化痰药物的使用，常用二陈汤、温胆汤、胆南星、浙贝母等。②注意通络，常用细辛 3～6g，若患者痰瘀阻滞，络脉不通的表现较重，出现心胸中时痛，舌有瘀斑的表现，则再配伍白僵蚕 2～6g、地龙 3～6g、全虫 3～6g 等，但虫类药物力量较强，久用易伤正气，故不可长期使用，中病即止。③妙用威灵仙：威灵仙性猛急，善走而不守，宣通十二经络，有祛风除湿、通络止痛之效，患者若出现心痛的表现，则晋师在处方中常加入此药。④总以温阳化痰为主，活血化瘀往往只配伍 1～2 味，常配伍丹参，因"一味丹参，功同四物"，既可养血又可活血；若患者血瘀症状明显还可配伍桃仁、红花、白芍、当归、川芎、鸡血藤等。⑤注意养阴：常用生脉散、黄精、玉竹、火麻仁、生地黄等，但生地黄用量宜小，因现代药理研究其有收缩血管之弊，有加重胸痹之嫌。⑥注意理气：气行则血行，且全方大量使用温补之剂，恐会壅滞气机，常用枳实、厚朴、陈皮等。⑦注意养肾：以肾阳助心阳，常用淫羊藿、桑寄生、杜仲等。⑧慎用活血化瘀药：近年来中成药治疗冠心病，活血化瘀类中成药占了很大比重，患者住院期间输液治疗大多为此类活血药，很多患者甚至把三七粉当成日常保健品服用。晋师反对一味使用活血化瘀药物，血得气则运，久用活血药则耗气伤气，活血化瘀药还有伤血之虞，大剂量使用还有出血的风险。故活血化瘀药的使用应注意辨证，切勿滥用。⑨慎用支架：晋师认为，除非万不得已，不可轻易安装支架。因为支架属于体外异物，当属于外邪，对身体有一定影响。外邪植入体内易生痰瘀，导致再次阻塞；支架植入后患者需要终生用抗凝药，造成对脾胃功能损害，对身体的影响形成恶性循环。

对于冠心病患者的日常生活护理，晋师常建议患者注意心理调摄，避免情绪过度紧张激动或者生气；多去环境好、空气流通的地方，注意保暖；清淡饮食，避免进食过咸或者生冷食物；适度锻炼，冬季易早卧晚起。

### 4. 病案举例

**病案**　　　门诊病历

张某，男，74岁，退休干部，2013年10月8日初诊。

因"胸闷、心痛、气短伴心悸5天"就诊。患者5天前因降温出现胸闷、心痛、气短伴心悸。现症见：出汗多，乏力，怕冷，膝关节以下明显，耳鸣，睡眠差，食纳尚可，夜尿2次，大便可。舌质暗，苔腻，左侧寸脉细，关后弦滑，右脉沉。辅助检查：心脏64排螺旋CT检查提示左回旋支狭窄，左前降支中段心肌桥。

诊断：胸痹。

辨证：寒凝心脉，痰浊闭阻证。

治法：化痰通络、益气温阳，兼以补肾。

方药：瓜蒌薤白半夏汤合桂枝汤合生脉散加减。

处方：黄芪 24g，党参 18g，瓜蒌皮 15g，薤白 6g，半夏 12g，桂枝 12g，白芍 15g，大枣 15g，炙甘草 4g，延胡索 9g，地龙 6g，麦冬 12g，五味子 4g，桑寄生 15g，杜仲 12g，淫羊藿 24g，生姜 3 片。7 剂，水煎服，日服 1 剂，所剩药渣煎煮，每晚睡前泡脚，水温适当。

10 月 18 日复诊时，患者诉胸闷、心痛、气短乏力及心悸症状明显改善，睡眠好转，出汗减少。但诉偶有胸闷，怕冷，大便不成形，耳鸣，夜尿 2 次，脉象较前明显和缓，舌微暗，苔白。前方去黄芪，加苏梗 9g，葛根 15g，补骨脂 12g，加重桂枝剂量，改为 15g，振奋心脾之阳，共 14 剂。三诊时，各种症状缓解，稍有怕冷、耳鸣症状，以桂枝汤加减善后调理，嘱忌冷防寒，生活规律，适度步行。

**按语**

瓜蒌薤白半夏汤、桂枝汤、生脉散是晋师治疗冠心病常用方剂，尤其是瓜蒌薤白半夏汤。本案着眼于胸闷、心痛、气短伴心悸，出汗多，乏力，怕冷等症状，初诊以瓜蒌薤白半夏汤合桂枝汤合生脉散加减化痰通络、益气温阳，病情大减。后以桂枝汤加减调理善后，益气温阳，化痰通络。总之，益气温阳是贯穿冠心病治疗的根本治法，或加以化痰通络，或活血理气，或补肾养阴。

## 疏肝理气健脾化湿为治疗肝硬化基本大法

### 1. 病因病机

肝硬化是一种以肝组织弥漫性纤维化，假小叶和再生结节形成为特征的慢性肝病，临床以肝功能损害和门静脉高压为主要表现，晚期常出现消化道出血、肝性脑病、继发感染等严重并发症。属于中医学"胁痛""鼓胀""水鼓"等范畴。

晋师认为肝硬化的发病机理可明显分为代偿期和失代偿期两个阶段，代偿期与肝脾两脏关系密切。肝主疏泄，若各种病因导致肝失疏泄，肝郁气滞，气滞则血瘀，日久引起积证，即脾大表现，或由于湿热内蕴，损伤肝脾，或由于肝气横犯脾胃，均可引起肝脾或肝胃不和诸证。病初以实证为主，稍久则每多虚实相兼。失代偿期与肝脾肾三脏关系密切。肝脾病久，一则可损伤肝阴，引起肝阴虚或肝血不足，而肝肾同源，进一步导致肝肾阴虚；二则脾虚日甚，脾失健运而致水湿内停，初则仅下肢水肿，久则脾病及肾，肾气或肾阳亦虚而无以化水，水湿内停更甚，终致形成水鼓，属本虚标实。湿郁化热或原有湿热病邪，湿热交蒸，发为阳黄或使原有黄疸加重，日久可转为阴黄。脾气虚弱，统血无权，或瘀热或阴虚火旺，灼伤血络或血热妄行，均可导致各种出血。病久肝肾阴虚日甚，阴不制阳或血虚生风，肝风内动，则可见扑翼样震颤等表现；脾肾阳虚日重，湿浊之邪阻遏三焦，上蒙清窍，或肝郁化火或阴虚生热或湿郁化热，火热煎熬津液成痰，痰热扰心或邪入心包，均可致谵语、神昏等症。综上所述，晋师认为肝郁气滞，肝脾功能失调是肝硬化的发病总机，贯穿肝硬化病程始终，后期则进一步由肝脾及肾。

## 2. 辨证论治

晋师认为肝硬化疾病辨证基本为以下 5 个分型：①肝气郁结证（含肝胃不和、肝脾不调）；②湿邪内盛证（含脾虚湿盛证、湿热内蕴证）；③肝肾阴虚证；④脾肾阳虚证；⑤肝血瘀证。

治疗特点：《金匮要略》云："夫治未病者，见肝之病，知肝传脾，当先实脾"。肝郁气滞，肝脾功能失调是肝硬化的总病机。因此，晋师临床常以疏肝理气、健脾化湿法为基本大法治疗肝硬化，方用柴芍六君子汤为基本方加减。①肝气郁结证（含肝胃不和、肝脾不调）方用柴芍六君子汤加减治疗。郁久化热者加蒲公英、白花蛇舌草、牡丹皮、黄芩；胁痛明显者加延胡索、香附、郁金；纳差明显者加焦三仙、鸡内金；恶心、嗳气明显者加紫苏梗；胁下硬块者加浙贝母、牡蛎等。②湿邪内盛证（含脾虚湿盛证、湿热内蕴证），偏脾虚湿盛证者用柴芍六君子汤合参苓白术散加减治疗，气虚明显者加黄芪、升麻、葛根；下肢水肿明显者加猪苓、泽泻、车前子、葶苈子。偏湿热内蕴证者用柴芍六君子汤合茵陈五苓散加减，黄疸较甚者加金钱草、郁金、虎杖、大黄等；热象较明显者加黄柏、白花蛇舌草、蒲公英、炒栀子等。③肝肾阴虚证，以柴芍六君子汤合一贯煎加减治疗，低热者加牡丹皮、地骨皮、银柴胡、青蒿；气虚者加黄精、黄芪等。④脾肾阳虚证，以柴芍六君子汤合金匮肾气丸方加减，气虚明显者加黄芪；腹水明显者加猪苓、车前子、葶苈子等。⑤肝血瘀证，以柴芍六君子汤合四物汤加减，疼痛明显者加延胡索；兼气虚者加黄芪；胁下硬块加浙贝母、牡蛎；兼气滞者加香附、青皮。临床时每种证型均兼有它证，晋师常仔细辨证，灵活用药，或加减药物，无不突出灵活用药之妙处。

此外，晋师治疗此类疾病还强调：①慎用活血药物，此种疾病本易出血，故活血药用量宜小，且不可长期使用。若患者血瘀征象明显，可多配伍益气理气药物，因气行则血行，益气及理气亦有助于活血，或配伍活血止血药物，如三七粉。②对于病毒性肝炎引起的肝硬化，在治疗时可配伍具有解毒效果的药物，如仙鹤草、蒲公英、白花蛇舌草等。③对于肝功能相关指标较高的患者，可配伍现代药理实验研究提示可明显降低指标的药物，如垂盆草、五味子等。

### 3. 病案举例

**病案**　　门诊病历

郑某，男，58岁，2022年1月19日初诊。

因确诊"肝硬化4年，腹胀1个月"就诊。患者2018年在外院确诊"肝炎后肝硬化"，西医治疗不详，1个月前无明显诱因出现腹胀。现症见：腹胀，伴乏力、口苦，下肢水肿。食欲一般，眠差，小便黄，大便可。苔腻，脉细弦。在当地复查腹部彩超提示"肝硬化腹水"。既往有乙肝病史。

诊断：鼓胀。

辨证：肝脾不调、水湿困脾。

治法：疏肝健脾、利水消肿。

方药：柴芍六君子汤加减。

处方：延胡索9g，垂盆草30g，虎杖12g，山药30g，薏苡仁24g，柴胡9g，白芍12g，党参12g，炒白术12g，茯苓12g，炙甘草4g，半夏12g，陈皮9g，蒲公英18g，麦芽12g，百合24g，重楼18g，生姜2片。28剂，水煎服，日1剂。

服药后患者腹胀明显减轻，下肢水肿消退，一般情况好。因挂号困难，患者分别于2022年2月26日、2022年4月23日、2022年6月12日在我科其他医生处重复上述处方，每次28剂。

2023年3月13日二诊：患者尿黄、失眠，纳差，胃胀，乏力，舌红苔白腻，脉细弦。仍以柴芍六君子加减。

处方：柴胡9g，白芍12g，陈皮9g，半夏12g，炙甘草4g，炒白术12g，茯苓12g，党参12g，黄芪30g，虎杖12g，垂盆草24g，益智仁5g，连翘6g，橘核6g，延胡索9g，蒲公英18g，麦芽15g，生姜2片。28剂，水煎服，日1剂。患者服药后一般情况可，间断在当地重复上述处方。

2024年1月5日三诊：患者夜尿多、尿黄，失眠，舌红苔腻，脉细弦。

处方：柴胡9g，白芍12g，党参12g，炒白术12g，茯苓12g，炙甘草4g，半夏12g，陈皮9g，仙鹤草24g，垂盆草18g，蒲公英15g，延胡索9g，乌药6g，麦芽12g，山药24g，生姜2片。28剂，水煎服，日1剂。

按语

对该患者的治疗，晋师总以调和肝脾为始终，以柴芍六君子加减为主。首诊患者虽有明显腹水，但晋师未刻意利水消肿，健脾则水湿自化。

二诊患者脾胃气滞的表现较重，因此增加了理气健脾消食的药物。三诊延续了二诊的诊疗思路，在柴芍六君子基础上增加了健脾消食之药。虽该患者因挂号困难只就诊了三次，但期间他凡有不适则服用晋师的方子，均有疗效。这即是晋师常言的"临证抓主要矛盾，只要辨证准确，那么就一定有效"，只要辨证方向准确，临证的加减只是药效多寡的区别，但总体疾病一定是向好的。

## • 调肝理脾治疗胆系疾病 •

《素问·五藏别论》云："脑、髓、骨、脉、胆、女子胞，此六者，地气之所生也……故藏而不泻，名曰奇恒之腑。""胆者，中精之府"，内藏清净之液，即胆汁，故胆有贮藏胆汁的作用；胆汁味苦，色黄绿，由肝之余气所化生，胆汁生成后，汇集于胆，泄于小肠，以助饮食物消化，故胆还有排泄胆汁的功能，以通降下行为常，是脾胃运化功能得以正常进行的重要条件。胆汁的化生和排泄，是由肝的疏泄功能控制和调节的，肝的疏泄功能正常，则胆汁排泄畅达，脾胃运化功能也健旺。反之，肝失疏泄，导致胆汁排泄不利，影响及脾胃的运化功能，可出现胁下胀满疼痛、食欲减退、腹胀、便溏等症。胆为腑，附于肝，胆汁"借肝之余气，溢入于胆积聚而成"，因此肝失条达、肝气郁滞则胆亦失疏泄而郁久化热，湿热互结可发为胁痛、发热、黄疸、结石等症。

随着社会发展，人们饮食生活的变化，胆系病如胆囊炎、胆管炎、胆结石、胆囊息肉等，已是临床常见病、多发病。胆系病与胆汁淤积、胆道感染、胆固醇代谢失调及饮食因素有密切关系，属于中医学"胁痛""黄疸""结胸""痞块"等范畴。晋师对于胆系疾病经验丰富，现主要从临床常见的两类胆系疾病分析总结如下。

### 1. 胆囊炎、胆石症

急性胆囊炎、胆结石，西医用抗生素或者手术均有较好疗效，但对于某些泥沙样结石或者慢性胆囊炎反复发作的情况，中医辨证论治亦可取得满意疗效。晋师认为胆囊炎、胆石症多由感受湿热之邪，或偏嗜肥甘厚腻，酿湿生热，或脾胃失健，湿邪内生，郁而化热所致。主要临床表现是胁肋灼痛胀痛，或胁下有痞块按之疼痛，目黄，小便黄，发热，口苦，纳差，恶心呕吐，腹胀，大便或闭或溏，舌红，苔黄腻，脉弦数或弦滑。清化肝胆湿热是治疗此病之第一法则。

常用方药：湿重以茵陈五苓散加减；热重者以龙胆泻肝汤或茵陈蒿汤加减。晋师认为胆囊炎、胆石症之治疗大同小异，其病机认识一致，治疗原则类同，小异者，治疗胆石症常在胆囊炎基础上加用化石利石之品，喜用"四金"加减，由郁金、海金沙、鸡内金、金钱草四味药物组成，郁金行气解郁、活血止痛、利胆退黄；海金沙清热利湿、通淋止痛；鸡内金健胃消食、通淋化石；金钱草清热解毒、利湿退黄，为排石要药。胆囊炎、胆石症反复发作，平素神疲乏力，舌质淡苔薄者，晋师常用归脾汤加减，为"急则治其标，缓则治其本"治则的体现。

### 2. 胆囊息肉

胆囊息肉属中医辨证中"胁痛、痞块"等病症范畴。晋师认为胆囊息肉的发病与情志失调、饮食劳逸、感受外邪有关，"湿、郁、痰"互为因果，以致肝胆疏泄失职、气机阻滞、湿热蕴结，日久形成痞块，常从以下3个类型辨证论治。

（1）湿阻气机：患者常有头痛恶寒，身重疼痛，午后身热或手足心热或自觉胸部和胃脘部不畅快，舌苔白不渴，脉弦细而濡等表现。湿性重浊、黏腻，湿聚成痰，痰阻气机，易形成肿块，即息肉。"痰湿"为息肉致病的重要因素，"湿"有外感的湿邪，也有体内自生的，如过食肥腻、甜食，脾虚而生湿，体内湿气遇外感邪气可致湿气弥漫，故晋师喜用"三仁汤"为常用基础方加减。方中杏仁苦辛，宣利上焦肺气，气化则湿化。白豆蔻芳香化湿，行气，调中。生薏苡仁甘淡，渗利下焦湿热，健脾。三仁合用，能宣上、畅中、渗下而具清利湿热，宣畅三焦气机之功。半夏、厚朴辛开苦降，化湿行气，散满消痞。滑石、竹叶、通草甘寒淡渗，利湿清热。三焦分消，气畅湿行，三焦通畅，湿祛痰消，故诸症自除。

（2）肝郁脾虚：为胆囊息肉另一常见的临床类型，患者多有右上腹胀闷不适或隐痛，口淡纳差、嗳气等表现，平素情绪抑郁或性格内向，舌质淡苔白，脉细弱。情志不舒、肝郁气滞、脾胃虚弱、湿热郁结致脾胃升降失常，运化失职，肝郁伤脾，脾虚则痰湿瘀滞形成肿块。晋师常用"柴芍六君子汤"加减。此方可视为四逆散和六君子汤的合方，方中党参、白术、茯苓、甘草为四君子汤组成，重在健脾益气渗湿，为脾虚的基础方；柴胡、白芍二者配伍一散一收，重在疏肝柔肝，敛阴和营；陈皮、半夏配伍降逆和胃理气，其中，半夏性辛散温燥，入脾胃经，取其和胃降逆，陈皮性味辛温入脾胃经，善于理气。半夏、陈皮、茯苓、甘草又为二陈汤的组成，为祛痰湿的第一方。诸药合用，有健脾平肝、化痰散结之功。

（3）胆虚痰郁：患者常有惊悸失眠，夜多恶梦，触事易惊，头晕心悸，舌苔白腻，脉弦滑的表现。胆主决断，胆的这一功能对于防御和消除某些精神刺激的影响，以维持精气血津液的正常运行和代谢，确保脏腑之间的协调关系，有极其重要的作用。故胆气不足，情志不遂，胆失疏泄，气郁生痰而易形成息肉。晋师常治以温胆汤加减治疗。汪昂《医方集解》有云："胆为清静之腑，又气血皆少之经，痰火扰之则胆热而诸病丛生矣，非因胆寒而为之温也，正欲其温而不热，守其清净之故。"说明所谓"温"者，是因胆热而设，胆以不寒不燥，常温为候。方中半夏、陈皮、生姜偏温，竹茹、枳实偏凉，温凉兼用，理气化痰和胃，胃气和降则胆郁得舒，痰浊得去则肿块自消，诸症自愈。热盛者可予黄连温胆汤加减。如有口苦目赤，胸胁苦满作痛者可予柴芩温胆汤加减。该方是在温胆汤的基础上加入柴胡、黄芩，兼具小柴胡汤之精髓，用以治疗少阳气郁化火，经气不利者。

现代研究表明胆囊炎、胆结石及胆囊息肉的发生形成与血清胆固醇增高有密切关系，胆固醇摄入过多，加重肝胆代谢，这与中医过食肥甘厚味导致脾胃受损，湿热内生，蕴结胆腑的理论不谋而合。所以晋师在治疗胆系疾病过程中常配伍一些山楂、决明子之类的消食化滞之品，并提醒患者规律饮食，少吃生冷、油腻食物，注意控制体重等。

## 分期治疗慢性肾脏病

### 1. 病因病机

慢性肾脏病属中医"水肿"范畴，晋师认为其发病内因为肺、脾、肾三脏亏虚及三脏功能失调，外因为外感，主要以风邪为主。早期以肺、脾为本，后期以脾、肾为本。其病机为热郁湿浊，阴伤血瘀，正虚邪实（本虚标实），病理产物为痰浊、湿热、血瘀，主要由肺、脾、肾三脏水液代谢功能异常所致。正如《景岳全书·肿胀》："凡水肿等证，乃肺脾肾三脏相干之病。盖水为至阴，故其本在肾；水化于气，故其标在肺；水惟畏土，故其制在脾。今肺虚则气不化精而化水，脾虚则土不制水而反克，肾虚则水无所主而妄行。"同时，晋师也特别重视应用激素治疗后的病机变化，认为激素为纯阳之品，不但伤阴，并且有助湿化热之弊，激素的使用过程是机体阴阳不断变化的过程。由于激素作为纯阳之品的大量使用，以致阴伤-气耗-气阴两伤-阴阳并损等正虚之候贯序出现，由此造成机体功能下降，御邪能力不足，表卫不固，易招致外邪（风邪为主）入侵，成为慢性肾脏病病情反复的主因。

## 2. 辨证论治，活用开郁化湿健脾、补肾凉血化瘀法

晋师在慢性肾脏病的治疗过程中注重"给邪找出路"，常以化湿健脾、补肾化瘀为基本法，守法而从不拘泥于方剂。临证强调辨证，灵活组方，辨别虚实是最为基本的一步。因为慢性肾脏病病程长，病机复杂，寒热交夹，气血瘀阻，往往出现一些疾病的假象，在辨治时常很难分清证的虚实，故晋师一再告诫我们，辨治疾病，首先要辨清其虚实，千万不能犯"虚虚实实"之戒，致使病情缠绵不愈，甚至加速病情的发展，危害生命。如离辨证论治之宗，则作用半矣；如拘泥于定式，亦作用半矣，必须灵活应用，方奏奇效。

根据重庆气候、环境及民众的生活习惯，在慢性肾脏病治疗中晋师习用薏苡仁、白豆蔻等化湿开郁健脾之品。薏苡仁味甘、淡，性微寒，归脾、胃、肺经，功效利水渗湿、健脾，善除风湿；白豆蔻，味辛，性温，归脾、胃经，功效化湿、行气、温中，白豆蔻还兼有芳香化浊和调畅气机、开解湿郁的作用，二药十分适宜重庆地区湿邪较盛的特点，因此晋师还嘱咐此类患者多用薏苡仁煮粥食疗。

晋师治疗此病多分期论治，慢性肾脏病早中期：多以邪实为标，脾肺虚为本。邪实多以热郁湿浊（湿热、痰浊）为主，治疗多以化湿开郁健脾为主，给邪气找出路，常以三仁汤为基本方临床辨证加减治疗。兼恶心干呕、腹胀纳呆者加藿香、紫苏梗、苍术、砂仁；兼热者加连翘、草果、槟榔、柴胡、甘草、芦根、荆芥、防风；兼气虚者加生黄芪、党参、白术、陈皮；兼水肿者加玉米须、益母草、泽泻、茯苓、猪苓；兼小便隐血者加地榆、藕节。

慢性肾脏病中晚期（尿毒症期）：多以脾肾虚为本，邪实（阴伤血瘀）为标，阴阳、寒热、虚实等矛盾错综复杂，痰浊、瘀血、邪热等病理产物淤积于内，以瘀血痰浊为主，为治疗之难点。治疗以补肾化瘀为主，常以六味地黄汤为基本方临床辨证加减治疗。气虚者加生黄芪、党参；水肿尿

少者加玉米须、益母草；阴虚有热者加知母、黄柏、炒栀子；畏寒阳虚者加制附片、肉桂；夜尿频者加益智仁、芡实。同时晋师也认为"阳微阴弦"理论亦适用于慢性肾衰竭，慢性肾脏病进展到慢肾衰阶段时，虽以脾肾虚为本，邪实（阴伤血瘀）为标，但其中脾肾阳虚为最常见证型，故可用金匮肾气丸加减进行治疗。同时，在慢性肾衰竭治疗中，虽重视清除瘀血、痰浊等病理产物，"给邪找出路"，但也特别注意顾护正气，用药多平和，多用当归 6~9g，丹参 6~9g，制大黄 3~5g 等药，剂量轻浅，去浊化瘀而不伤正，其中当归、丹参补血活血行血；因慢肾衰患者毒素难以从小便而出，故配伍使用大黄，使浊瘀之邪从大便而解，但大便溏者慎用。

### 3. 重摄养

中医历来就有与疾病调治相关的许多忌宜学说，认为疾病的转归与患者自身的调摄和养护密切相关。晋师在治疗各种疾病时十分重视患者的自我摄养，内容包括饮食、起居、锻炼、劳逸结合、情志调理等。医患双方密切配合与协调，是治疗疾病的重要环节。在治疗慢性肾脏病中，关于调摄的内容主要有三大方面。一是坚持适量运动、预防感冒，以走路为主要方式。但应据自身的体力情况而定，循序渐进，长期坚持，可增强体质，有助于疾病的康复与疗效的巩固。二是饮食调养，坚持低蛋白饮食，提倡以五谷杂粮为主。低蛋白饮食能减轻肾脏的负担，有利于肾脏的康复，而动物高蛋白饮食，不但不能弥补蛋白的流失，反而加重肾脏的负担，加重痰浊淤积，增加蛋白尿。三是调节情志，保持心情舒畅。《素问·灵兰秘典论》云："心者，君主之官，神明出焉……故主明则下安，以此养生则寿，殁世不殆，以为天下则大昌。主不明则十二官危，使道闭塞而不通，形乃大伤，以此养生则殃。"心情舒畅有利于疾病康复确实所言非虚，因此晋师在治疗疾病过程中特别重视调节情志，嘱咐患者保持心情舒畅。

## 4. 病案举例

患者孟某，男，33 岁，发现尿蛋白（＋＋＋）半年余，临床诊断为"慢性肾小球肾炎"，目前服用强的松龙片 20mg/日维持治疗。现症见眼睑、下肢水肿，乏力，稍怕冷，出汗多，纳可，小便黄，大便不成形。舌淡红苔微腻，脉细滑。尿常规提示尿蛋白（＋＋＋），隐血（＋）。辨证为脾虚湿浊内郁兼有气虚。治以化湿开郁健脾，以三仁汤加减。处方：玉米须 30g，生黄芪 24g，薏苡仁 24g，杏仁 12g，白豆蔻 3g，竹叶 12g，甘草 4g，厚朴 6g，通草 4g，滑石 24g，半夏 12g，女贞子 12g，茜草 15g，陈皮 3g，芡实 30g，生姜 2 片。水煎服，日 1 剂。半月后复诊，患者诉水肿减轻，怕冷，乏力，出汗多，大便不成形等症状均有改善。复查尿常规提示尿蛋白由（＋＋＋）降为（＋），尿隐血阴性。继续守方 15 剂。三诊时诉精神明显好转，强的松龙片现已减量为 10mg/日，未诉特殊不适。尿常规提示尿蛋白（＋），尿隐血阴性。后随访前方加减善后治疗 3 个月，尿蛋白转为阴性。

患者衡某，男，31 岁，慢性肾炎 5 年，一直未规律治疗，一周前因尿少、腰酸入院检查，尿常规提示尿蛋白（＋＋＋），隐血（＋＋），血肌酐 507μmol/L，尿素氮 17.1mmol/L，诊断为"慢性肾功能衰竭"。现症见腰酸胀，疲倦，精神差，尿少，大便干，舌暗红苔微腻，脉沉细。辨证为肾虚痰浊瘀结，治以补肾凉血化瘀，以六味地黄汤加减治疗。处方：生黄芪 45g，玉米须 24g，陈皮 3g，生地黄 12g，山茱萸 12g，泽泻 12g，牡丹皮 9g，茯苓 12g，女贞子 12g，车前子 12g，牛膝 12g，杜仲 12g，桑寄生 12g，山药 30g，牡蛎 18g，制大黄 4g。水煎服，日 1 剂。1 个月后复诊，患者诉疲倦，精神差，大便干等症状改善，血压正常，尿常规提示尿蛋白（＋），隐血（-），血肌酐 245μmol/L，尿素氮 10.1mmol/L。仍诉腰酸胀明显。前方去桑寄生、杜仲，加续断 15g。继续治疗 1 个月后复诊腰酸胀改善，血肌酐、尿素氮降为正常，尿常规提示尿蛋白（+），隐血（-）。后随访前方加减善后。

## 治疗肺系病重升降

肺系病证是指在外感或内伤等因素影响下，造成肺脏功能失调和病理变化的一类病证，临床常见的有咳嗽、哮病、喘证、肺胀、肺痈等病。晋师治疗肺系疾病有其独到的经验及见解，现将其经验总结如下。

**1. 治肺宜宣降**

肺主气司呼吸，开窍于鼻，外合皮毛，肺为娇脏，不耐寒热，故感受外邪，首先犯肺。所以肺病多以气机升降失常的证候为主。晋师认为任何有关肺脏的疾病，不疏散表邪，不宣散肺郁皆不能取得良好的疗效。肺系疾病初起有表必疏表，佐肃降药枇杷叶、旋覆花、枳壳、厚朴等。晋师一经验方"宣降汤"则为此而设，组成有荆芥、竹叶、车前草、前胡、杏仁、桔梗、厚朴、枳壳、枇杷叶等。有宣肺降逆、止咳化痰之功，主治感冒咳嗽初起，或急、慢性支气管炎急性发作初期。主要症状为咳嗽、胸闷、气急、无痰或有痰，咽痒或发热，微恶寒，舌苔薄白或薄黄，脉浮数。咳喘初期宣为主，降次之，后期则降为主，宣次之。肺气宜肃降，肃降不利则出现咳喘、痰饮、水肿等，肃为"静"与"除"之含义，肺气不降常因热痰、水饮等停留在肺阻滞气机，如不清除，则肺气不能肃降。清肺中痰热以泻白散加味作汤剂为宜；利肺中水湿则以葶苈大枣泻肺汤加味为宜。此祛邪即所以安正之法也。

## 2. 注重固护肺阴

肺病易伤阴，肺为娇脏，其性清虚而喜濡（煦）润，不耐寒热，易受内外之邪侵袭为病，其虚证多以阴虚为主。丹溪语"痨主乎阴虚"，外感温热之邪多易伤肺阴，或邪去而阴伤，而人体阴液是互相补充和滋润的，故肺阴虚常兼肝肾阴虚，治疗时需兼补肝肾之阴。要保阴、养阴，常用方剂有生脉饮，常用药物有百合、石斛、玉竹等，晋师认为考虑到肺易阴伤，故补肺气宜用沙参而不用人参，因沙参具有养阴清热、润肺化痰、益胃生津之功效，且补肺用药宜轻柔濡润，不宜辛香燥热。

## 3. 补真气

肺属金，肾属水，肺金与肾水为母子关系，生理、病理均相互影响，有"肺肾同源"之说。肺为水之上源，肾为水之下源，肺主通调水道，肾为水脏，主津液，二脏相互配合，共同调节人体水液代谢。又如肺主气，司呼吸，肾主纳气，二脏共同维持正常呼吸。《类证治裁》曰："肺为气之主，肾为气之根，肺主出气，肾主纳气，阴阳相交，呼吸乃和。"病理上多见肺肾两虚，治疗时则肺肾同治。治疗肺系疾病，特别是久病年老者，应注重补肾。晋师补肾常用山茱萸、山药、乌药、补骨脂等，食物则推荐患者多吃核桃、豆类，有取象比类之意。

## 4. 重视脾胃

"脾为生痰之源，肺为贮痰之器"，痰湿犯肺者，多因脾失健运，水谷不能化为精微上输以养肺，反而聚为痰浊，上贮于肺，肺气壅塞，上逆为咳。若病久，肺脾两虚，气不化津，则痰浊更易滋生。故晋师喜用"培土生金"之法，常用六君子汤补气健脾，燥湿化痰。山药为晋师非常推崇的一味药食同源的中药，以河南焦作温县出产的铁棍山药为佳。山药入肺、脾、肾经，能健脾、补肺、固肾、益精，其肺脾肾三脏并补，且药性温和，多食无碍，故临床无论虚证患者或常人，晋师均建议可多食山药。

### 5. 肺病用药宜轻

"治上焦如羽",晋师认为清肺热用药以甘寒微辛为好,如金银花、连翘、蒲公英、鱼腥草、石膏等;苦寒药清肺热用之宜少,如黄芩、栀子等,用量常在3~5g,以免苦寒伤阴。切忌大剂量使用抗生素。

### 6. 注重情志影响

肝气太过,反侮肺经,常表现为胸胁胀痛,咽干口苦,症状随情绪波动而增减。晋师年轻时曾治疗一支气管溃疡患者,紧抓胁肋灼痛,干咳这一肝火犯肺的主症,采用泻白散合丹栀逍遥散加减,收效神奇,患者痊愈出院。

### 7. 经验用药

(1)仙鹤草:又名脱力草,是晋师临床较为常用的一味中药,其药性平和,有补虚强壮之功,凡患者体虚均可使用,药量可用至24~30g。肺部肿瘤患者常配伍白花蛇舌草使用。

(2)浙贝母:化痰常用,其味苦性寒偏润,能清热化痰、解毒散结,常用量为4~5g。

(3)牡蛎:味咸平,入肝肾经,能化痰散结、潜阳补阴,肺部结节、痰多常用,常用量为12~15g。

(4)赤芍:肺气虚弱,痰浊壅盛,久病络瘀并见者,晋师喜用赤芍,常用量为18~24g。因赤芍现代研究表明有扩张肺血管、改善肺血运状态、降低肺动脉压、增加心输出量、改善心肺功能的作用。

(5)地龙:主要有清肺热平喘之功,晋师喜取其通络之性,能引诸药直达病所,久咳不止、喘息较重的患者常用,常用量为4~6g。

晋师指出肺病久病迁延,若在阴伤及阳的基础上转化成为虚寒证,表现为肺气虚冷,咳吐浊唾涎沫,治当温肺益气,辛甘助阳,用甘草干姜汤之类,这类病变涉及现代医学中的肺纤维化、肺不张等病症,虽较少见仍不可忽视。在肺病的预防调摄方面,晋师常嘱患者调畅情志,少吃生冷甜腻之品，注意预防感冒，少熬夜少抽烟，多去植被丰富空气好的地方。慢性肺病肺功能差的患者可配备家用吸氧机定时氧疗以改善肺缺氧状况。

## • 五脏六腑皆令人咳 •

咳嗽是呼吸系统最常见的临床症状之一，无论男女老幼，一年四季均可发病。中医之咳嗽，是一个症状，也是一个病，所谓有声无痰为咳，有痰无声为嗽，通常情况下多咳、嗽并见，习惯称"咳嗽"。《黄帝内经》对咳嗽的成因、症状及证候分类、病理转归及治疗等问题作了较系统的论述，并出现了讨论咳嗽的专篇——《素问·咳论》。从其成因来说，《黄帝内经》指出了内、外两个方面，晋师对咳嗽的治疗也承袭于此，认为主要从内、外两个方面进行辨证治疗。

外因是外感风邪，外邪由皮毛而入，合于肺而为病。所谓"皮毛者，肺之合也，皮毛先受邪气，邪气以从其合也"（《素问·咳论》）。晋师在治疗外感咳嗽之时，疾病初起，有表必疏表，常以桂枝汤、三拗汤加减，再佐肃降药，如枇杷叶、旋覆花、枳壳、厚朴、苏子等，宣降同用，一升一降，使肺之宣发肃降功能得以恢复。降气必化痰，化寒痰常用麻黄、半夏、干姜、厚朴、桔梗、白芥子等；化热痰常用贝母、知母、天花粉、胆南星、竹茹、瓜蒌子等。清肺热以甘寒微辛为好，常用金银花、连翘、鱼腥草、蒲公英等。清肺热的苦寒之品用之宜少，多用甘寒之品，因"肺不耐寒热"，如黄芩、知母、栀子等清热药剂量 3~5g 为宜，且不可久用，以免苦寒伤阴。

内因多为痰、热、火、虚。痰湿为主的患者，以三子养亲汤为主进行加减；若痰热较盛，则在此基础上配伍贝母、胆南星、竹茹、瓜蒌等，或稍配伍栀子、黄芩，但治疗仍当以化痰为主，因热依附痰而生，痰去则热

临床经验举隅

143

自消。若为肝火犯肺的咳嗽，则以泻白散合黛蛤散加减为主。

因虚而致的咳嗽多见于久咳的患者，若疾病较浅，仅伤及肺部，表现为肺阴亏虚的患者，以沙参麦冬汤进行加减治疗。对于肺虚及脾，中阳不足所致的久咳，则采用虚则补母治法，常用黄芪建中汤或小建中汤加减治疗。晋师指出用建中汤"治久嗽而中虚，乃补母之义"，此类久嗽的临床表现为"久嗽寒热""身痛汗出""畏风怯冷""形瘦食减""夜热""神衰肉消""久咳吸短如喘"等。若兼有脉来虚弱者，加沙参、五味子治疗；对于背寒，四肢不温，怕冷者，加附子温阳；若兼有盗汗，失眠，加茯神、山茱萸治疗。另外，肺主呼吸，肾主纳气，肺为气之主，肾为气之根，若疾病进一步发展，日久必然影响到肾，所谓"五脏之伤，穷必及肾"，咳嗽一证也不例外。对于此类患者，晋师常用六味地黄丸加减治疗。其临床表现为形体消瘦，呼多吸少，脉沉，甚至出现水肿的表现，此乃肾虚不纳，气逆而咳，予六味地黄丸补肾固摄，再配伍枸杞子、五味子、胡桃肉、巴戟肉填精补肾，使肾水足，肺气降而止嗽。

## 从湿论治痤疮

现代医学认为，痤疮是毛囊皮脂腺单位的一种慢性炎症性皮肤病，临床表现以好发于面部及胸背部的粉刺、丘疹、脓疱、结节等多形性皮损为特点。主要好发于青少年，对青少年的心理和社交影响很大，但青春期后往往能自然减轻或痊愈。痤疮发生的病因复杂，除了与皮脂分泌过多、毛囊皮脂腺导管堵塞、细菌感染和炎症反应等因素有关外，同时与遗传、精神、免疫等因素也密切相关。

痤疮之名最早见于《素问·生气通天论》"汗出见湿，乃生痤痱。高粱之变，足生大丁，受如持虚。劳汗当风，寒薄为皶，郁乃痤"。对于病

144

机认识历代均有不同论述，《诸病源候论》曰："面疱者，谓面上有风热气生疮，头如米大，亦如谷大，白色者也。"《外科正宗》曰："肺风、粉刺、酒皶鼻三名同种，粉刺属肺、酒渣鼻属脾，总皆血热郁滞不散。"《外科启玄》载："妇女面生窠瘘作痒，名曰粉花疮。乃肺受风热或绞面感风，致生粉刺，盖受湿热也。"《医宗金鉴·外科心法》记载："肺风粉刺，此症由肺经血热而成，每发于面鼻，起碎疙瘩，形如黍屑，色赤肿痛，破出白粉汁。日久皆成白屑，宜内服枇杷清肺饮，外敷颠倒散，缓缓自收功也。"晋师认为，痤疮的病机是痰湿郁积于体内，蕴久化热酿毒，毒热外犯肌肤而生。患者平素喜食肥甘厚味、寒凉之物，损伤脾胃，脾胃虚弱，运化不足，生湿生痰，蕴久化热酿毒，郁结于肌肤。

晋师治疗痤疮以化湿健脾为主，反对一味清热解毒，若用之必佐以辛温之品，全方整体是偏温性的。因其认为清热解毒类药物均具寒凉之性，寒凉伤阳，湿得阳则散，阳伤则湿更盛。若患者表现有热象，也多为湿久郁而化热，仍当以祛湿为主，湿去则热孤，因此，化湿健脾是治疗痤疮的根本之法，常用方剂为三仁汤辨证加减。

三仁汤出自清代吴鞠通《温病条辨》，由滑石、薏苡仁、杏仁、半夏、通草、白豆蔻、竹叶、厚朴等组成，方中杏仁宣上，白豆蔻畅中，薏苡仁渗下，三焦并调。臣以半夏、厚朴辛开苦降，行气化湿，散满除痞，助白豆蔻以畅中和胃。佐以滑石、通草、竹叶甘寒淡渗、清利下焦，合薏苡仁以引湿热下行。诸药合用，宣上、畅中、渗下，气机调畅，使湿热从三焦分消，诸症自解。功在宣畅气机、清利湿热，主治属湿温初期及暑湿夹湿之湿重于热证。徐大椿云"治湿不用燥热之品，皆以芳香淡渗之药，疏肺气而和膀胱，此为良法"（《临证指南医案》卷五）。湿为阴邪，重浊、黏滞，致病多缠绵难愈或反复发作。故湿邪为患，患者可有纳差、胸闷腹胀、大便稀溏、四肢困倦、舌苔厚腻、脉濡或缓等症状，在皮肤方面可表现为局部肿胀、水疱、糜烂、瘙痒等。究其病因，一为外感时令湿热之邪；一为湿饮内停，再感外邪，内外合邪，酿成湿温。痤疮患者常病势缠绵反复，脾胃内伤，以三仁汤证治可建中焦、祛湿邪、清热毒，使脾气健旺，"脾阳转而后湿行"，湿去则热孤，诸症好转，皮损亦平。

晋师治疗痤疮用药特点及常用的加减如下：①热毒偏盛者，加蒲公英、连翘或升麻（火郁发之）；②痤疮结节明显者加浙贝母、白芥子、天花粉化痰软坚散结；③伴两胁胀闷、情绪不佳等肝气郁结者常配合逍遥丸、郁金、夏枯草等疏肝解郁、散结消肿；④常加少量荆芥或桑叶等风药，取"风能胜湿"之意；⑤对伴有月经不调的患者加茜草、丹参、益母草等活血调经；⑥喜用少量白芷、白薇等药物"以白治黑"，这类药物现代研究表明具有美白淡斑去痘印的效果；⑦对病程时间较长，反复难愈者加女贞子、墨旱莲等补肾阴之品，一则使祛湿不伤阴，同时亦补先天之不足。在中药治疗的同时，晋师也会提醒患者注意日常饮食起居，忌过食生冷寒凉食物如水果等，避免损伤脾胃；忌熬夜或情绪过激，调畅情志，避免肝郁伤脾等。

**病案** 门诊病历

邢某，女，24 岁，体稍胖，颜面痤疮反复发作数年，伴丘疹、结节，无瘙痒。月经准时，经期 5 天，周期 30 天，量可，色暗红，无血块。小便黄，大便正常。平素喜食油腻、生冷。舌淡红苔腻，脉滑。辨证为痰湿内蕴，治以健脾化湿。方药：三仁汤加细辛、茜草、桑叶、连翘、白芥子、浙贝母。加生姜 2 片水煎服，每日 1 剂，每日 3 次。忌油腻、生冷食物。7 剂后复诊，颜面痤疮明显改善，结节缩小软化，精神好转，心情大悦。但诉稍有胃胀，前方去连翘加苏梗、枇杷叶。7 剂后复诊，诸症消失，半年未再复发。

## "火郁发之"治疗外感发热、内伤发热

"火郁发之"首见于《素问·六元正纪大论》"帝曰：善。郁之甚者，

治之奈何？岐伯曰：木郁达之，火郁发之，土郁夺之，金郁泄之，水郁折之，然调其气，过者折之，以其畏也，所谓泻之"。郁者，抑遏之谓；火郁，乃火热被郁伏于内不得透发而形成的病理改变；发之，为火郁证的治则，即汗之，疏导气机，使郁伏于内之火得以透达发越而解。火与热，性质相同，故火郁，又可谓热郁，或火热内郁。然火与热又有区别，热，通常指全身热症而言，外感六淫引起的全身热症者为多，亦有内伤出现全身热症者以热称，如内伤发热等。而火，一般指局部热症明显，且有上炎之势者，多称为火，体温常不高。火与热，性质相同，有所区分，又相互为用，并无严格的界限。晋师常常运用"火郁发之"理论治疗各种外感内伤发热，效如桴鼓。在此对晋师治疗的两例外感热病稍以总结，以加深对"火郁发之"理论的理解。

病案一　　　　　　　　门诊病历

患儿，男，4 岁，因受凉后发热（体温 39℃）、少汗、伴头痛，怕风，咽痛、恶心、呕吐，在院外经静脉输液、口服抗生素、退热药治疗后仍缓解不明显，经朋友介绍求诊晋师。现症见发热、体温 38℃左右，头痛，怕风，出汗但不畅，咽痛、恶心、呕吐，纳差，乏力，大便 2 日未解，小便黄。见患儿神疲乏力，皮肤热烫而手足凉，舌淡红苔腻，脉浮滑数。诊断为外感发热，辨证属寒邪化热，卫表郁闭证，治以银翘散加减，以辛凉透表、宣肺透热，使郁闭之邪有出路，邪去则热自降。处方：荆芥 3g，防风 3g，金银花 6g，连翘 5g，竹叶 6g，牛蒡子 4g，淡豆豉 6g，薄荷 2g（后下），甘草 2g，白茅根 6g，茯苓 6g，川芎 4g，羌活 4，紫苏叶 4g，葛根 6g，生姜 1 片。2 剂，水煎服，两日 1 剂，少量频服。后随访家长，诉服完 1 剂即痊愈，未再服 2 剂。

患儿，男，12 岁，反复发热 5 天（体温 38.5～40℃），伴恶心、呕吐、腹泻，咳嗽，咽痛、鼻塞，多汗。重庆市儿童医院诊断为"传染性单核细胞增多症"，予以降温、抗生素输液等治疗，病情未缓解。现症见发热，午后至夜间发作，头昏头痛，伴恶心、呕吐、腹泻，咳嗽，咽痛、鼻塞。查体：体温 39℃，咽喉红肿，扁桃体红肿、增大，舌淡红苔腻，脉浮数。血常规提示白细胞明显增高。诊断为外感发热，辨证为温热邪毒外袭。卫表郁闭，肺失清肃，治宜银翘散加减，以辛凉透表，宣肺透热，清热解毒，使郁闭之邪热有出路。处方：荆芥 4g，防风 4g，金银花 9g，连翘 9g，竹叶 12g，牛蒡子 12g，淡豆豉 9g，薄荷 6g（后下），板蓝根 12g，前胡 9g，柴胡 9g，茯苓 12g，枳壳 9g，羌活 6g，桔梗 6g，蒲公英 18g，生姜 1 片。3 剂，水煎服，日 1 剂，少量频服。因病例特殊，特留了家长电话，一周后电话随访家长，诉遵医煎服完 1 剂即汗出热退，2 剂服完即各种症状缓解，病痊愈而未发，未再服第 3 剂。

**按语**

此两案皆以发热为主症，治疗均以银翘散为主进行加减，但看晋师处方，清热药剂量都不大，并配伍大量疏风、散邪、透邪的药物，比如荆芥、防风、牛蒡子、淡豆豉、柴胡等，均是取"火郁发之"之理，亦是晋师"给邪以出路"的治疗理论体现。

火与热，性质相同，因此，"火郁发之"理论不仅只局限于外感发热的应用，而且广泛应用与外科、内科、妇科等各种内伤发热病机。晋师临床对其理论之运用，巧妙灵活，药到病除。现总结两病例，以臻对其理论应用之理解。

患者周某，女，57 岁，中低度发热 50 余天，体温波动在 37.5～38.5℃，每日均发，午后发作，伴头昏头痛，口苦、口干饮少，神疲乏力，下肢胀痛，各种检查做尽，仍未明确诊断，均以"发热待查"出院，中西医治疗无数，均不得疗效。就诊时见低热，舌淡嫩微暗，苔厚黄腻，脉滑数有力。晋师辨证认为此病证属热邪阻遏膜原，法宜化湿清热，宣透膜原。方宗达原饮加减，处方：银柴胡 12g，槟榔 9g，薏苡仁 24g，知母 9g，黄芩 4g，白芍 5g，厚朴 9g，草果 9g，甘草 4g，半夏 12 克，党参 24g，大枣 12g，仙鹤草 24g，蒲公英 24g，紫苏叶 9g，生姜 5 片。7 剂，水煎服，日 1 剂。复诊时患者诉服完 3 剂药后发热汗出，头昏头重痛感改善，腹中肠鸣，继而排出大量如黏痰状大便，排便后全身舒服，体温正常。继续将剩下几剂药服完，未再发热。现诉稍有乏力、出汗。厚腻苔退尽，脉浮，稍滑。湿邪已退，阳气不足之象显露，故而乏力、汗出。虑其久病，正气已虚，不耐寒凉，改用益气温阳化湿之方调理善后半月，以臻病愈。后随访未再复发。

患者吴某，男，62 岁，胆囊癌发热 10 余天，在 ICU 病房住院治疗热仍不退，体温 39℃，伴腹痛、纳差、大便秘结、怕冷，小便黄。神疲乏力，少气懒言，语声低微，面色暗，舌暗苔腻，脉弦无力。病情凶险，预后不佳。辨证为阳虚湿热蕴结。阳气虚弱，湿邪内生，久蕴化热，阻碍气机，腑气不通，邪不得外达，故而热势凶猛。再加上各类抗生素、抗癌药等均属寒凉之品，更伤阳气，使得不足之阳气更衰，湿邪更不得化，形成恶性循环。晋师以茵陈五苓散加减 3 剂而大便下，腑气畅通，三焦通利，湿热得以下泄，热势自退。处方：茵陈 9g，炒栀子 6g，大黄 5g，白花蛇舌草 30g，蒲公英 30g，金钱草 24g，薏苡仁 24g，苍术 12g，白术 12g，茯苓 12g，桂枝 9g，陈皮 6g，厚朴 6g，制附片 12g（先煎），炒麦芽 12g，炒谷芽 12g，焦山楂 12g，焦神曲 12g。

临床邪郁发热之病例枚不胜举，关键在于辨证，郑钦安曰："医学一途，不难于用药，而难于识证。亦不难于识证，而难于识阴阳"，只要辨证准确，知其何郁，因势发之，必药到病除。

## 辨病辨证结合治疗失眠

中医称失眠为"不寐""不得眠""目不瞑"，是一种常见的生理心理疾患，临床症状包括入睡困难、眠浅、易醒、多梦、早醒、再睡困难，醒后疲乏或白天困倦等。晋师治疗失眠，主张辨病辨证结合，全身调理，从以下几个方面着手。

### 1. 益气养阴，安神助眠

临床表现为失眠迁延，日久不愈，或入睡困难，或醒后难以再睡，或时睡时醒，或醒后疲乏。患者多伴有心悸气短、时自汗出、疲乏倦怠或声低气怯等症。舌质多偏红，舌苔少或光剥无苔。心电图检查或正常，或见窦性心动过速、早搏、传导阻滞等。失眠就诊的患者，绝大多数失眠时日已久。长期睡眠不足，患者必然忧思多虑而耗伤气阴，此型临床颇为常见。治疗此证，晋师习用生脉散合百麦安神汤（党参、百合、浮小麦各 30g，首乌藤 18g，莲子肉、麦冬各 15g，五味子、生甘草、大枣各 6g）加减，以益心气，养心神而助眠，效果颇佳。其中生脉散益气生津，宁心安神，为晋师喜用之方。《难经·四十六难》曰："老人卧而不寐，少壮寐而不寤者，何也？然：经言少壮者，血气盛，肌肉滑，气道通，荣卫之行不失于常，故昼日精，夜不寤。老人血气衰，肌肉不滑，荣卫之道涩，故昼日不能精，夜不寐也。"随着年龄的增长，人体阴阳之气渐衰，气血津液渐少，脏腑失于濡养，而易成昼不精、夜不寐之症。故气血衰少、阴阳失济是老年失眠的共同生理病理特点。故晋师认为，老人失眠以虚为主，治疗应以补虚为先。亦常选生脉散加黄精、枸杞子、黄芪、制首乌等，益气养阴填精，在此基础上，再加安神之品，每每效果显著，且患者在睡眠改善的同时，往往精神体力亦见好转。

**2. 和胃健脾，调中利眠**

此型失眠，患者往往胃脘疼痛与失眠相伴而生，临床表现为失眠与胃脘不适互为因果。胃脘不适，则辗转反侧难以入眠；卧久不眠，则胃脘更感不适，或睡眠后感胃脘疼痛等。

（1）偏于心脾两虚者：患者除失眠外，多伴疲乏倦怠，大便溏泻，面色萎黄不泽，纳差食少等。晋师多治以归脾汤加减化裁（党参、黄芪各24g，白术、茯神、炒枣仁各15g，当归、熟地黄、远志、龙眼肉各10g，木香6g），以益气补血，健脾养心。腹胀者，加炒枳壳、香橼、乌药等以理气宽中，消胀除满；泛酸者，加吴茱萸、黄连（等份）以制酸；大便溏泻明显者，加肉豆蔻、补骨脂即二神丸，以脾肾双补而止泻。

（2）偏于胆胃痰热者：患者除不寐外，多伴头重，胸膈满闷，或口舌生疮，或口苦口臭，舌苔黄白厚腻，脉滑。晋师多治以黄连温胆汤加味（黄连、甘草各6g，竹茹、枳壳、半夏、陈皮、远志各9～15g，茯苓、合欢皮、钩藤、夏枯草各12～15g，珍珠母30g），以清热化痰，和胃安神。温胆汤名为温胆，实则有清胆和胃之功。《景岳全书·不寐》引徐东皋曰："痰火扰乱，心神不宁，思虑过伤，火炽痰郁，而致不眠者多矣。"近年，不少学者以温胆汤为主治疗失眠，取得满意效果。晋师往往在上述用药的基础上，再酌加丹参、石菖蒲、生龙骨、生牡蛎等，以加强安神定志之功，患者往往在睡眠改善的同时，胃脘不适亦随之消失或好转。

脾主运化，胃主受纳，同居中焦，共为升降之枢。《素问·逆调论》

曰："胃不和则卧不安。"尤在泾云："中者四运之轴而阴阳之机也。故中气立则阴阳相循，如环无端而不及乎偏……是故求阴阳之和者，必于中气，求中气之立者，必以建中也。"可见，脾胃调和，升降有序，是阴阳平衡的基础。而脾胃失调，升降乖戾，除可出现脾胃病病症外，亦可因阴阳失去调和而引发失眠。故脾胃病症往往与失眠相伴而生。因此晋师强调，治疗失眠应时时注意调和脾胃，选方用药，宜处处顾护脾胃。

### 3. 疏肝清热，泻心安眠

此型失眠多以入睡困难为主，甚至服常规剂量安眠药后仍无法入睡，或时寐时醒，或睡后乱梦纷纭，严重者彻夜难眠。正如叶天士所云："肝阳不降，夜无寐。"除失眠外，患者多伴心烦易怒，两胁胀满或疼痛，目赤耳鸣，口干口苦，善太息，脉弦等。《素问》有云："百病皆生于气"，《丹溪心法》曰："气血冲和，万病不生，一有怫郁，诸病生焉。故人身诸病，多生于郁。"肝主疏泄属木，心主神明，属火，两者母子相生，所愿不遂，肝气怫郁，郁怒伤肝，气都化火，上扰心神。母病及子，神不守舍，故而失眠。而失眠迁延，日久不愈，患者必然忧思焦虑，从而进一步加重肝气郁滞。故肝郁型失眠临床亦较多见。此型失眠，晋师多治以丹栀逍遥散（牡丹皮、生栀子、麦冬、玄参、枇杷叶、莲子各 6～12g，白芍、当归、柴胡、茯神、薏苡仁各 9～15g，甘草、薄荷、黄连各 6g，琥珀粉 2g 冲服），以疏肝解郁，清心除烦，安神定志。肝气条达，气机舒畅，情绪宁和，自然神定而眠安。

"见肝之病，知肝传脾，当先实脾"。肝失疏泄，除郁而化火，上扰心神，常可横逆犯脾，使脾失健运而出现肝脾不和之证，症见腹痛泄泻、泻后痛减、纳呆食少等，遇此情况，晋师多在上述用药基础上，加痛泻要方或参苓白术散，以健运脾胃。气行血行，气滞血凝，肝郁气滞，血行不畅，而致气滞血瘀，症见舌暗或舌有瘀斑瘀点，或胁痛明显者，则在上述用药的基础上酌加丹参、郁金、桃仁、红花等以活血化瘀。

#### 4. 和解少阳，调和营卫

患者常表现精神紧张，失眠易惊，多梦，口苦咽干，胸胁苦满或胸闷，腹胀，脉弦或细数。方选小柴胡合龙骨牡蛎汤加减。方中以小柴胡汤调和少阳，斡旋枢机，升降气机，交通阴阳，龙骨、牡蛎益阴潜阳。子时为胆经当令，子时一阳生，此为阴阳转化的枢机，此时应当固护此阳，若子时不能安然入眠，则此阳消耗殆尽，必然导致阴阳转化不利，则第二天的阳气不能正常升发，阳气不足，则人易精神萎靡，思维迟钝。少阳为半表半里之经，起着联络诸经的作用，若枢转不利，则阴阳失调，夜不能寐。

此外，营卫运行与睡眠的关系亦十分密切，正如《灵枢·营卫生会》云："老人之不夜瞑者，何气使然？少壮之人不昼瞑者，何气使然？岐伯答曰：壮者之气血盛，其肌肉滑，气道通，荣卫之行，不失其常，故昼精而夜瞑。老者之气血衰，其肌肉枯，气道涩，五脏之气相搏，其营气衰少而卫气内伐，故昼不精，夜不瞑。"说明人体正常睡眠的条件是气血盛，营卫强，气血运行之道通畅，营卫能够正常运行而阴阳相交。故晋师在辨证治疗失眠的同时，对于脾虚体弱、精神紧张之人，强调配合应用调和营卫之法。方选以小柴胡汤合用桂枝龙牡汤。桂枝汤乃"调和营卫"第一要方，具有双向调节作用，可助卫阳而散风寒，养营阴而敛汗液，发汗祛邪不伤正，敛汗养阴不留邪，桂枝汤主要以调和脾胃，从而进一步达到补益气血的作用，既是和方又是补方。

临床常见失眠患者伴有某些特定症状，晋师用药经验如下。伴咽部如有物堵，吐之不出，吞之不下者，多加威灵仙、天冬、麦冬等；伴双目酸涩，视物不清者，加菊花、枸杞子、谷精草、葛根、木贼草等；伴眩晕者，加天麻、钩藤、葛根、川芎等；伴头昏耳鸣者，加女贞子、墨旱莲、枸杞子、骨碎补等；伴便秘者，加柏子仁、火麻仁、制大黄、蚕沙等；伴自汗盗汗者（如更年期综合征），加玉屏风散、浮小麦、山萸肉、百合等；

伴有心悸、多梦、恐惧感加珍珠母、磁石、琥珀等安神；伴自觉胸闷抑郁者常加生麦芽、紫苏梗以疏肝行气；伴胸闷嘈杂、口舌生疮，下肢怕冷属心肾不交者加肉桂、黄连（即交泰丸）交通心肾；伴心悸易惊者加琥珀宁心安神；心烦，情绪低落，伴有更年期症状者可加甘麦大枣汤补养心神。

晋师治疗失眠经验用药。①酸枣仁：归心、肝、脾、胆经。具有补肝、宁心、敛汗和生津作用，临床用于虚烦不眠、惊悸多梦、体虚多汗、津伤口渴等症。研究表明，酸枣仁皂苷可抑制正常小鼠及苯丙胺中枢兴奋小鼠的自发活动，降低小鼠的协调运动，加强戊巴比妥钠对中枢神经系统的抑制作用，具有较明显的镇静催眠作用。②延胡索：久病多瘀，延胡索辛散、苦泄、温通，既入血分，又入气分，既能行血中之气，又能行气中之血。现代研究表明延胡索中含有的延胡索碱具有安定中枢作用，可以达到镇静安神和催眠助眠的疗效。③丹参：味苦，微寒。归心、心包、肝经，"一味丹参功同四物"，丹参具有活血祛瘀、清心除烦、养血安神之功。现代研究认为，丹参有明确的镇静作用。④淫羊藿：性温，味辛甘微苦，入肝肾两经，为温肾助阳之要药。张景岳所谓"阳为阴抑，宜养阴中之阳"，阳气得助，睡眠即安。⑤百合：味甘，微温，入肺、心经，有清心安神之功。百合花朝开夜合，可引阳入阴，百合常用量为24～30g。⑥远志：味辛，苦，性微温，归心、肝、脾、肾经，既能开心气而宁心安神，又能通肾气而强智不忘，为交通心肾、安定神志、益智强识之佳品。因其味苦，量大易引起胃部不适，晋师一般用量为6～9g。⑦首乌藤：为何首乌的藤干燥茎，因夜里何首乌的藤茎会自动相互交合又名首乌藤，性平味甘，归心、肝经。阳入阴则寐，首乌藤擅引阳入阴，善于养血，对血虚所致的失眠最为适宜，用量宜大，一般为15～30g。

失眠病小部分病程短、病情单纯者治疗收效较快，大多属病程长，病情复杂，久治不愈，患者多焦虑、抑郁，对治疗失去信心，故晋师非常注重患者的情志调摄，常用一些幽默风趣的语言消除患者的顾虑；另外，晋师重视其起病的原因，通过了解其生活及工作学习相关背景，结合患者性格兴趣爱好等，分析找准病因才能"对症用药"。

## ◦ 治疗汗病经验总结 ◦

正常的出汗是人体的生理现象，但动辄汗出或寐中汗出，醒来汗止者均为汗液过度外泄的病理现象，也是临床常见的一种疾病。现将晋师治疗汗病经验总结如下。

### 1. 自汗

患者出汗的特点为半身或局部汗出、动则汗出，常为冷汗，汗出后怕风畏寒，伴心悸少寐，神疲乏力。晋师常用桂枝汤合归脾汤加减。桂枝汤为调和营卫的常用方，《伤寒论》指出"病常自汗出者，此为荣气和，荣气和者，外不谐，以卫气不共荣气谐和故尔。以荣行脉中，卫行脉外。复发其汗，荣卫和则愈，宜桂枝汤""病人脏无他病，时发热自汗出而不愈者，此卫气不和也，先其时发汗则愈，宜桂枝汤"。桂枝解肌祛风，使风邪从卫外泄，芍药敛阴和营，桂枝白芍一散一收，使营卫调和，腠理得固。晋师认为桂枝汤不仅是单纯收敛汗液，还能调整体质、温通阳气，药后胃气来复，其汗自收。《黄帝内经》有"五藏化液，心为汗"，汗为心之液，主脏在心，《类证治裁·汗症论治》有"以汗乃心液，心不摄血，故溢为汗"，故自汗出多与心气不足有关，临床冠心病、风心病、肺心病等心脏疾病患者多有动则汗出的表现。另《黄帝内经》亦有"人受气于谷，谷入于胃，以传与肺，五脏六腑皆以受气"，故调理脾胃是调和营卫的关键。治疗自汗出，用归脾汤健脾益气、养心宁神，桂枝汤调和营卫，两方合用补益心脾、阴阳协调，疗效显著。

## 2. 盗汗

《临证指南医案》云："肾之阴虚，不能内营而退藏，则内伤而盗汗。"此类患者表现为夜间入睡后汗出明显，伴五心烦热，舌红少苔，脉细数等阴虚征象。治疗首选当归六黄汤，养血育阴与泻火坚阴并进，益气固表与育阴泻火相配，标本兼顾。晋师在运用该方时常加入小剂量砂仁（3g），醒脾和胃，防熟地黄滋腻，黄连、黄芩、黄柏三味苦寒清热药用量均少（3～5g），中病即止，防苦寒伤胃。

## 3. 常用验方

玉屏风散为晋师常用一止汗验方，方中只有3味药物，但其配伍严谨，固中有疏，散中有补，补散并用，相反相成。黄芪、白术合用，使气旺表实，则汗不能外泄，邪不易内侵；黄芪、防风相配，固表而不留邪，祛风而不伤正。晋师在该方的使用上认为只要符合气虚，气不固表的汗出，属平素体虚易患感冒之人，不论自汗盗汗均可使用。常用量为生黄芪15g，白术12g，防风3g。防风用量宜小，因其为疏散之品，汗证不宜多用。此乃承袭于柯韵伯在《名医方论》中所言："邪之所凑，其气必虚。故治风者，不患无以祛之，而患无以御之，不畏风之不去，而畏风之复来。何则？发散太过，玄府不闭故也。昧者不知托里固表之法，遍试风药以祛之，去者自去，邪气流连，终无解期矣。"

## 4. 单味药经验

（1）桑叶：桑叶有止汗效果最早见于《神农本草经》"除寒热、出汗"和《丹溪心法·盗汗》"经霜桑叶研末，米饮服，止盗汗"。桑叶味甘性寒，甘能养血滋阴，寒能泄热，正合盗汗症阴虚火旺的病机。现代研究认为，桑叶含有的芸香苷和槲皮素能保持毛细血管正常抵抗力，减少通透性而起止汗作用。桑叶止汗，晋师喜用霜桑叶，经霜后采摘，疗效更好。但现医院药房霜桑叶较少，可嘱咐患者桑叶另包，回家后放冰箱中冷冻几天，也可达到霜桑叶的效果。

（2）山茱萸：味甘、酸，性温，入肝肾经，色红对应心之本色，能补能收。《本草述钩元》曰："凡心血虚，致虚火外淫而汗出不止者，不用黄芪固表，但君此味（指山茱萸）以敛其中，使真阴之气不泄，而真阳乃固，则心血可益，虚火可静也。"常用量12g。

（3）仙鹤草：是极少既可治盗汗，又可治自汗的中药，常用剂量为24～30g。考虑汗证多责之于虚，而仙鹤草一则有强壮补虚之功，可补益脱劳虚损；二则有收敛止血之功，古人云"汗血同源"，能止血，即可敛汗，临床用之疗效甚好。

（4）牡蛎：为固表止汗剂牡蛎散的君药，味咸涩微寒，牡蛎既可以滋阴潜阳，针对心阳失潜，心阴不足之证，又可以收敛止汗。自汗盗汗均可使用。常用量为18～24g。

5. 辨出汗部位

局部汗出者，如头汗出，伴发热胸闷口苦，小便黄赤，舌红苔黄脉弦数为里热蒸腾、气机不利所致，可予龙胆泻肝汤加减；头汗出而气短乏力，面色㿠白，舌淡脉弱者，乃脾胃气虚，中气不足所致，可用补中益气汤加减。临床又有患者诉手汗夏季严重，伴见手心温润而黏，多为脾胃湿热所致，可予三仁汤加减；手足汗出而手足心冷者，属脾胃虚寒，予理中汤加减。

晋师认为治疗汗病应根据患者证候的不同详加辨证，随证论治，且不能忽视对其原发病的治疗，如冠心病、糖尿病、肺气肿、甲亢等。

## "魄门亦为五脏使"

《素问·五脏别论》曰："魄门亦为五脏使，水谷不得久藏。"魄门，指肛门，为大肠的下端，属七冲门之一。五脏与魄门的关系可以简单归纳如下：①心与魄门。心主神志，为五脏六腑之大主，魄门的启闭亦依赖于心神的主宰。②肺与魄门。肺主气，络大肠，有宣发肃降的功能。大肠的传导、魄门的启闭排便都依赖于肺气的推动及宣降作用。③脾胃与魄门。脾主升，胃主降，魄门的启闭有赖于脾胃气机的升降；同时脾胃运化水谷精微，大肠的传导有赖于气血津液的滋润。④肝与魄门。肝主疏泄，调畅气机，从而调节大肠的传导与魄门的启闭。⑤肾与魄门。肾开窍于二阴，主司二便。大肠的传导功能依赖于肾阳的温煦及肾阴濡养，魄门的关闭还有赖于肾气的固摄。同样，魄门的功能异常也会反作用于五脏，如长期腹泻，会导致津液亏虚；长期便秘会导致郁而化火等。

临床跟诊中，晋师非常重视患者的二便情况，以下结合临床医案三则加深对"魄门亦为五脏使"的理解。

**病案一**　　　　门诊病历

徐某，男，72岁，反复咳嗽喘息乏力20余年，西医诊断为"慢性阻塞性肺疾病"。该患者反复咳嗽喘息乏力，痰黏难咯出，胸部憋闷感，大便长期结燥，5~7日一行，面色黧黑，平素怕冷。舌质暗苔白黄厚腻，给予化痰止咳平喘、活血通络等治疗效果不佳。咨询晋师后，建议从大便入手，腑气得通，肺气自降，喘息乏力症状才能得到改善。故予济川煎为主方加减，方中用大剂量肉苁蓉（30~45g）温肾，小剂量柴胡（3~4g）升脾之清气，大剂量生白术（30~45g）健中焦脾气，厚朴、陈皮行气，并佐以小茴香、乌药、肉桂等温下焦阳气。患者服药后，大便已能2~3日一行，胸部憋闷感明显缓解。

**病案二**　　　　门诊病历

周某，男，55岁，以胃痛、胸胀为主诉，在外院诊断为"慢性胃炎"，予西药"护胃抑酸"等治疗效果不佳，后到某中医院治疗，以"疏肝和胃"法等治疗，患者胃痛胸胀症状仍无明显缓解。晋师脉诊及舌诊后，问及患者大便情况，患者诉平素长期大便干结，2～3日一行，舌质红苔黄厚腻，晋师辨证属胃气不降，浊气上犯，方予升降汤加减：杏仁12g，当归9g，蒲公英30g，蚕沙15g，生白术45g，陈皮9g，厚朴9g，柴胡4g，升麻5g，枇杷叶15g，益智仁5g，连翘6g，炒谷芽12g，炒麦芽12g，大黄3g，仙鹤草24g，白芍24g。14天后患者复诊，诉大便已通，每日能正常排便一次，胃痛胸胀明显缓解。

病案三　　　　　　　　门诊病历

　　肖某，男，81岁，因"突发右侧肢体无力3个月"入院，西医诊断为"脓毒血症、血液感染（肺炎克雷伯杆菌）、急性胆囊炎、双肺肺炎"等，诊断多达二十余项，患者数日高热不退，感染重，多重耐药，患者家属求助于晋师。晋师问诊后发现患者已7日未排大便，舌质红绛少苔，脉沉细无力。予黄精12g，生白术15g，茯苓12g，沙参18g，炙甘草3g，半夏9g，陈皮9g，益智仁3g，炒谷芽12g，炒麦芽12g，蒲公英15g，生姜2片。治以健运中焦脾胃，恢复运化功能，大便能正常排下，脏腑气机得畅，体温逐渐恢复至正常。

　　通过对以上病案的总结，可知魄门和五脏六腑关系密切，它的正常生理功能反映了五脏之气，其开闭受五脏支配，而其排出糟粕正常与否，还影响五脏气机的升降出入。张介宾《类经·藏象类》云："大肠与肺为表里，肺藏魄而主气，肛门失守则气陷而神去，故曰魄门。不独是也，虽诸腑糟粕固由其泻，而脏气升降亦赖以调，故亦为五脏使。"故魄门与五脏之气相互影响，五脏之气正常，魄门的启闭才能正常；魄门正常启闭，才会使得五脏气机正常的出入，所以我们不论治疗何病，不论外感内伤、寒热虚实都要问一问大便的情况。若长期魄门不开，则治疗中要配伍开魄门之药，晋师常用大黄，一般3～5g，如晋师治疗小儿外感发热，若患儿有明显的口臭，大便干等症状，晋师往往会在解表药中配伍大黄，有时候仅仅只用 1g，浊气一泻，清气则升，热邪即散。若患者长期泄泻，魄门常开，则要配伍闭魄门之药，晋师常用补骨脂、芡实。另外，"魄门亦为五脏使"亦提示了养五脏要重视魄门的开闭，养生要注意按时开魄门，最好在大肠经循行时间，也就是早上 5~7 点上厕所，无论能否解出来，都应该在那个时间段蹲厕所，有助于养五脏。

## 治疗急性胰腺炎经验

急性胰腺炎是指胰腺及其周围组织被胰腺分泌的消化酶消化的化学性炎症，临床以急性腹痛伴恶心、呕吐及血尿淀粉酶增高为特点，是常见的消化系统急症之一。本病属中医学"腹痛""胁痛"等范畴。常因过食肥甘、饮酒、情绪失疏导等因素诱发。晋师在治疗急性胰腺炎方面经验丰富，有其独到的见解。

1. 与胆关系密切：晋师认为胰腺与胆关系密切。在中医藏象学说中，没有明确提及"胰"这一器官。现代医学认为胰腺是一个具有外分泌和内分泌功能的腺体，外分泌物质是胰液，胰液中的消化酶在食物消化过程中起着非常重要的作用。内分泌是激素类，这些物质属于中医的"精气"范畴，同时又需要排泄出去，从功能上看与"奇恒之腑"的胆腑类似，既藏又泄。从解剖结构上看，胰管是胰液排出的通道，胰管与胆总管汇合成肝胰壶腹，开口于十二指肠大乳头。患者可因胆管炎症或结石引起的梗阻导致胰腺炎。在我国，胆源性胰腺炎占发病人群的 50% 以上。

2. 治疗以"通"为法："痛则不通，通则不痛"，腑以通为顺，以降为和，晋师认为急性胰腺炎的治疗需强调"通"法，但通法并非单纯的泻下。《医学真传》有"夫通则不痛，理也。但通之之法，各有不同。调气以和血，调血以和气，通也。下逆者使之上升，中结者使之旁达，亦通也。虚者助之使通，寒者温之使通，无非通之之法也"。如肉食积滞者可予生山楂消食化积"通"之；如肝气郁滞者可予郁金、香附、佛手、橘核等理气解郁药"通"之；如气滞血瘀者可予延胡索、丹参等行气活血药"通"之；如湿热蕴结者，可予茵陈蒿、炒栀子、金钱草等清热除湿药"通"之；如有结石梗阻胆道者，可予鸡内金、金钱草、海金沙、郁金等清热利胆药"通"之；腑气不通大便秘结者，可予大黄、芒硝、枳实（枳壳）、厚朴等泻下导滞药"通"之等，总之本着顺应脏腑其性，给邪予出路，无壅塞之弊，恢复气血津液正常运行的原则。

3. "黄疸"的治疗：如急性胰腺炎患者出现黄疸症状，则可按中医"黄疸"论治。晋师常按湿热、寒湿辨证，多选用茵陈术附汤和茵陈蒿汤。而湿与热结如油裹面，难解难分，湿邪"非温不化"，治疗时晋师常寒温并用，以温为主。

4. 注意辨虚实寒热：晋师认为急性胰腺炎主要根据病因疼痛部位、疼痛性质来辨别其寒、热、虚、实，在气在血，在脏在腑。急性发作期常虚实夹杂，以实为主。如腹部痞满拒按，大便秘结，舌苔黄燥或黄腻，脉滑数，为腑气不通实证者可予承气汤类方剂。

5. 中药灌肠：中药灌肠历史悠久，疗效确切。晋师曾治疗一中年急性胰腺炎患者，辨证属湿热壅滞，仅以生大黄、厚朴、枳壳、炙甘草、蒲公英、乌药等几味中药煎剂灌肠，迅速改善该患者腹痛便秘症状。

6. 用药不宜过寒：晋师认为，急性胰腺炎多寒热错杂，早期偏寒为主，后期稍偏热。故治疗用药不宜过寒，以偏温为主，如附片、干姜、高良姜、肉豆蔻等，切不可一派清热寒凉药物。

病案　门诊病历

李某，男，14 岁。初诊日期：2022 年 6 月 16 日。

患者半月前因进食高脂饮食，剧烈运动后出现上腹部不适，逐渐症状加重出现腹痛伴发热，测体温 39.4℃，到当地医院急诊科就诊，查血 (2022－5－29)：白细胞 $11.99 \times 10^9/L$；C 反应蛋白：90.3mg/L，CK：1979.9IU/L，淀粉酶：123IU/L，全腹 CT：胰腺体尾部肿大并斑片状低密度影显示，伴周围炎症渗出形成，考虑急性胰腺炎待排，腹膜后、肠系膜区多发淋巴结增大、部分肿大；盆腔少量积液。诊断考虑"急性胰腺炎"，收入消化内科住院。给予抑酸抑酶营养支持治疗，安置空肠营养管等处理，患者出院。为求中医调理，遂来晋师门诊。现症见：患者仍配置空肠营养管，腹隐痛腹胀，口苦，面色偏黄，乏力倦怠，大便偏稀，舌苔腻，脉沉弦。

中医诊断：腹痛。

西医诊断：急性胰腺炎。

辨证：寒湿证。

治法：温中化湿，健脾和胃。

方药：茵陈术附汤加味。

处方：茵陈 6g，苍术 15g，香附 9g，蒲公英 18g，制大黄 3g，益智仁 5g，连翘 6g，仙鹤草 24g，金钱草 18g，生麦芽 12g，紫苏梗 9g，延胡索 9g，枇杷叶 15g，王不留行 12g，制附片 6g。

2022 年 6 月 23 日二诊：患者营养管已取，口苦明显改善，矢气多。前方去香附、益智仁、连翘，加炒栀子 4g，陈皮 6g，厚朴 6g，生山楂 12g，嘱其切勿暴饮暴食。

2022 年 7 月 28 日三诊：患者诉无明显腹胀腹痛，易饥，复查腹部 CT (2022－7－8)：与 2022 年 6 月 15 日比较，胰腺体尾部周围渗出基本吸收。方选柴芍六君子加味调和肝脾善后。

**按语**

本例患者晋师紧抓患者口苦，倦怠，大便偏稀这一辨证要点，治法以温通为主，初诊以茵陈术附汤加味，方中茵陈除湿利胆，附片温中散寒，苍术易白术，强调其燥湿行气作用，制大黄通腑，王不留行性走而不滞，枇杷叶和胃降气，紫苏梗、麦芽疏肝气消食，金钱草利湿退黄，皆为"通"法的应用。晋师认为急性胰腺炎后期稍偏热，故二诊时加入炒栀子。厚朴、陈皮同之前的苍术，乃平胃散的组成，强调燥湿运脾，行气和胃，旨在恢复脾胃中焦升降之功。肝胆互为表里，三诊时患者胃气已复，食欲大增，晋师从肝脾同调角度以疏肝利胆、健脾和胃，从本而治。

## 治疗溃疡性结肠炎经验

溃疡性结肠炎是一种病因不明、机制不清的结直肠慢性非特异性炎症性疾病，临床表现为腹泻、黏液脓血便，可伴腹痛、里急后重和发热等全身症状，可有关节、皮肤、黏膜、眼和肝胆等肠外表现。治疗困难，无根治方法，严重影响患者生活质量，长程患者有癌变风险，预后不佳。溃疡性结肠炎的病因病机，各医家见解不一。晋师通过分析各医家论著，结合临床经验，认为饮食失宜、情志失调、禀赋不足、素有旧疾等是其发病的主要原因，病位在肠，又与脾肝肾密切相关。饮食方面，嗜食肥腻、酗酒无度、饮食不洁，易生湿热，湿热下注肠腑，则致发病。脾虚湿盛为重要病机，脾胃为关键脏腑。脾胃与大肠、小肠同居中焦，脾主运化主升清，胃主受纳与腐熟，小肠主分清别浊，大肠主传导化物。脾胃为气血生化之源，阳明为多气多血之脏腑，故中焦受损极易出现大肠湿热，脾胃虚寒。情志方面，忧思伤脾，脾虚生痰，痰气搏结于肠；或郁怒伤肝，肝失疏泄，气机不畅则血瘀湿阻。正气方面，禀赋不足、年老体虚、素有旧疾皆可损伤脾肾，气血不足，加之邪毒内侵肠道，内外合邪，发为本病。总之，本病本虚而标实，以脾肝肾亏虚为本，湿热、气滞、血瘀等为标，预后较差。

关于该病的治疗，晋师注重清热祛湿的同时，亦注重气血并调、苦寒温燥并用的治则。本病的病机演化遵循"初病在气，久病在血"的发展规律。气分之病，病位较浅，未及络脉，可用调气法。调气法包括热者凉之，气寒者温之，气虚者补之，气陷者举之。病入血分，病位较深，络脉之变，宜施以和血活络之法，包括健脾益气活血，温阳散寒化瘀，疏肝理气活血法等。而寒热错杂则是大多数患者久治不愈的根本原因，因此晋师治疗该病时提倡寒热并用，苦寒之药以清湿热，辛热之药以温中阳，使清热不伤阳，温里不助热，并寓辛开苦降之义。晋师喜用葛根芩连汤、张元素芍药汤等加减治疗，全方攻补兼施、气血并调、苦寒温燥并用。

## 病案　门诊病历

刘某，男，48岁，农民，2020年7月14日初诊。患者6年前无明显诱因出现腹泻，每日解便约6次，为不成形稀便，多方求医，检查肠镜诊断"溃疡性结肠炎"。就诊时症见：左腹痛，喜按压，以俯卧为适，大便日数行，便溏，胃脘灼热，纳可，但食生冷、辛辣后腹泻加重。眠差，舌淡，舌根腻，脉沉。西医诊断：溃疡性结肠炎。中医诊断：泄泻（虚实夹杂）。辨证论治：患者平素饮食不节，脾胃损伤，致使湿热留恋，肠道受损，正气内虚，形成正虚邪未尽之态。拟葛根芩连汤合芍药汤加减。处方：葛根15g，黄连5g，黄芩4g，白芍15g，木香6g，炙甘草6g，槟榔12g，当归9g，肉桂4g，芡实18g，山药18g，枇杷叶15g。14剂，水煎服，日1剂。二诊时，患者腹泻已止，仍感脘腹部隐隐不适，口干，大便日一行，质软，舌淡红，苔根腻，脉沉。前方温补脾肾，消除肠道湿热，寒温并进，攻补兼施，气血同调。病情有缓解，效不更方。三诊时，前方理气和血、苦寒、温燥并用已收疗效。改用资生丸治疗3个月，未再复发。

## 按语

此患者慢性腹泻6年，长期服用中西药，治疗效果欠佳。前医考虑

"久病多虚"，且患者食生冷、肉食后症状加重，故选用四神汤、六君子汤类，但投药之后疗效枉然。又有医者考虑脾胃为后天之本，气血生化之源，脾胃运化不利，水谷精微停滞而内生湿热，投之以清热利湿之剂，效亦枉然。何矣？缘患者素体尚可，生活条件佳，注重身体健康。一遇症状复发，即积极就医，屡投清热除湿之品，耗伤脾胃阳气，故而导致脾胃阳虚，肠道湿热，用药未能全面兼顾，见寒即热，见热即凉，岂有效哉。方中葛根清热升清；黄连清热燥湿；黄芩清肺胃热；木香、槟榔行气导滞，调气以除后重；白芍缓急止痛，调和气血；肉桂温阳补肾；山药芡实合用，健脾补肾祛湿。如此寒温并用，攻补兼施，气血同调，方可奏效。此外，临床治疗时，晋师常常嘱咐患者饮食尤其要注意，严格控制辛辣、生冷及油腻等食物，慎食发物等温性食物；饮食宜以清淡熟食为主，少食多餐。同时，因为本病为长期慢性疾病，晋师常告知患者积极调整心态，稳定情绪，嘱咐患者以乐观、平稳的心态看待生活，对待疾病，促进疾病向好的方向发展。

## •"小青龙汤治水气"之思考与应用•

小青龙汤源于东汉张仲景《伤寒杂病论》，该方由麻黄、芍药、细辛、干姜、甘草、桂枝、五味子、半夏八味药组成。本方性温，味以甘酸辛为主，具有甘温、酸甘、辛温的特点。有解表散寒、温肺化饮的作用，方中麻黄发汗、平喘、利水，配桂枝则增强通阳宣散之力；芍药与桂枝配伍，调和营卫；干姜大辛、大热，合细辛性温，散寒温肺，化痰涤饮；五味子味酸性温敛肺止咳；半夏味辛性温，降逆止呕，燥湿化痰；炙甘草调和诸药。下面结合原文，对其分析如下。

### 1. 水饮停聚的喘证

见于《伤寒论》第40条："伤寒表不解，心下有水气，干呕发热而咳，或渴，或利，或噎，或小便不利、少腹满，或喘者，小青龙汤主之。"第41条："伤寒心下有水气，咳而微喘，发热不渴。服汤已渴者，此寒去欲解也。小青龙汤主之。"第40条讲的是表邪不解，内夹水饮的表现。第41条是补述太阳伤寒兼水饮内停的证治及药后寒去欲解的表现。单用解表则痰饮不化、咳喘难平，反施化饮，则风寒不散，仍束于表，唯化饮与解表同施，方为合拍，小青龙汤正为此证设。该方外能散表郁之寒，内能使寒饮内散，里温外散，表里同治，使肺阳旺盛，寒饮自然散去。

临床上该证常见于支气管哮喘，无论患者是否兼有表证，或仅表现为阵发性咳嗽的咳嗽变异性哮喘，凡西医诊断为哮喘的患者，晋师均常用此方治疗，都有较好的疗效。临证若患者喉中痰鸣较盛，则合射干麻黄汤；若患者有热象，则加入少量石膏清热；若患者有咽喉不适，则配伍白茅根、芦根等。

2. **肺痈兼有表证**

见于《金匮要略·肺痿肺痈咳嗽上气病脉证治》云："肺痈胸满胀，一身面目浮肿，鼻塞清涕出，不闻香臭酸辛，咳逆上气，喘鸣迫塞，葶苈大枣泻肺汤主之。方见上，三日一剂，可至三四剂，此先服小青龙汤一剂，乃进。"正如尤在泾所说："此方原治肺痈喘不得卧。此兼面目浮肿，鼻塞清涕。则肺有表邪宜散。故先服小青龙一剂乃进。"在此需先服小青龙汤既解表又化里饮，因表轻里重，再服葶苈大枣泻肺汤。

3. **溢饮和支饮**

见于《金匮要略·痰饮咳嗽病脉证并治》第23条："病溢饮者，当发其汗，大青龙汤主之，小青龙汤亦主之。"和第35条："咳逆倚息，不得卧，小青龙汤主之。"而尤在泾对这两条的注释分别为"小青龙汤不专发汗，而利水之功居多"和"以内饮外寒为主"，之前条文说道："咳逆倚息，短气不得卧，其形如肿，谓之支饮"，第14条云："支饮亦喘而不能卧，加短气，其脉平也"，可见患者出现咳嗽气逆，倚床靠被，不能平卧，兼见外形如水肿之症，乃寒饮上逆射肺而致的支饮证，治疗用小青龙汤温化寒饮，止咳定喘，使邪去饮消，肺气得平，诸症自止。

《金匮要略》云："饮水流行，归于四肢，当汗出而不汗出，身体疼重，谓之溢饮。"饮既外溢体表，法当因势利导，因此治疗之法，以汗解之。然书中言治疗之法，大青龙汤主之，小青龙汤亦主之。从中我们可以看出溢饮，亦有寒热之别，热者以辛凉发汗兼清郁热，大青龙汤主之；寒者以辛温发汗兼温化里饮，小青龙汤主之。

曹颖甫常用该方治疗咳而属于水气者。水气者何？言邪气之属于水者也。如因习游泳而得水气，其一例也。又如多进果品冷饮，而得水气，其二例也。又如远行冒雨露，因得水气，其三例也。更如夙患痰饮，为风寒所激，其四例也。需辨明寒热虚实灵活应用。

此证临床常见于胸腔积液的患者，若患者西医检查显示有胸腔积液，同时出现喘息、短气的征象，用小青龙汤治疗往往能起到很好的疗效。晋师曾治疗一位患者，该患者仅体检时检查出胸腔积液，其余检查无异常，患者亦无其余不适，西医建议随诊，但患者希望能消除积液，遂于晋师处就诊，晋师即以小青龙汤加减治疗，14 剂后检查，积液已消。

### 4. 妇人吐涎沫误治

见于《金匮要略·妇人杂病脉证并治》曰："妇人吐涎沫，医反下之，心下即痞，当先治其吐涎沫，小青龙汤主之；涎沫止，乃治痞，泻心汤主之。"如尤在泾所说："吐涎沫，上焦有寒也，不与温散而反下之，则寒内入而成痞，如伤寒下早例也。然虽痞而犹吐涎沫，则上寒未已，不可治痞，当先治其上寒，而后治其中痞，亦如伤寒例，表解乃可攻痞也。"《金匮要略·水气病脉证并治》第 2 条有言："上焦有寒，其口流涎。"由此可知此为妇人上焦寒饮，当温化寒饮而反误下，伤其中阳，遂成心下痞证，但寒饮仍未去者，患者犹吐涎沫，当用小青龙汤温散上焦寒饮，再用泻心汤治其痞证。

"小青龙汤治水气，喘咳呕哕渴利慰，姜桂麻黄芍药甘，细辛半夏兼五味"，这是清代汪昂的《汤头歌诀》对小青龙汤的概括。《伤寒论》第

40 条曰："伤寒表不解，心下有水气，干呕，发热而咳，或渴，或利，或噎，或小便不利，少腹满，或喘者，小青龙汤主之"，"伤寒表不解，心下有水气"，是对小青龙汤证外寒内饮病机的概括。虽然出现许多兼证，然关键在于"水气"为患，水饮之邪变动不居，可随三焦气机升降出入，因此可见有众多或见之证。水走肠间，清浊不分，可见肠鸣、下利；水饮内停，气化不利，可见小便不利，甚或少腹胀满；水寒停于中焦脾胃则滞气，水饮不化，可见呕、哕、渴而不欲饮；寒饮迫肺，肺气上逆，可见喘、咳；同理，流涕，也应该属于水饮，不管是清涕还是黄涕，也应该是水饮上犯清窍所致的证候。流涕、喘、咳是上焦的证候；呕、哕是中焦的证候；下利、小便不利、少腹胀满是下焦的证候。证候虽多，关键都是"水气"客停三焦所致。晋师认为，小青龙汤就是治疗"水气"客停三焦所致各种证候的，不管是上焦、中焦，还是下焦，只要是见有水气为患所致的证候都可以用。

5. 临证应用

"实践是检验真理的唯一标准"，要证明晋师对"小青龙汤治水气"理论理解的合理性，只有通过临床实践。

病案一 　　　　　　　门诊病历

曾一中年男性求诊，农民，50 岁。7 年前因尿路结石找晋师看过急诊，治愈后，很相信晋师，特意周日来找他看病。诉近两年来易感冒，每次感冒后只是打喷嚏、流涕，时清时浊，每次都要持续半个月，开始吃点感冒药就好了，但近两个月来发作后一直未缓解，自己怀疑是癌症，各种检查都做了，西医诊断为过敏性鼻炎、鼻窦炎，中西药吃了不少。现症见流涕、微黄，不稠，鼻孔红，怕冷、怕风，无发热出汗、不咳喘，二便调，舌淡苔白，脉沉细。辨证应属于水气上犯清窍，与"小青龙汤治水气"病机相投，即以小青龙汤加减宣肺解表化饮，通利三焦水气。处方：

麻黄 6g，桂枝 9g，白芍 15g，炙甘草 4g，细辛 4g，干姜 4g，半夏 12g，五味子 6g，辛夷花 9g，苍耳子 9g，薏苡仁 24g，荆芥 4g，防风 4g，蒲公英 15g，连翘 4g，生姜 3 片。3 剂，水煎服，日 1 剂，服 3 次，药渣重煎泡脚，物尽其用。二诊时患者诉服药后全身出了点汗，打喷嚏、流涕就好多了，又按原方抓了 3 剂，流涕基本缓解，唯述稍怕冷，后以桂枝汤加减善后调理，未再复发。

女，48 岁。因受凉后出现头痛、怕冷 1 天，伴有腹胀，打嗝，恶心，呕吐，肠鸣，下利，纳差，神疲等症，未发热，小便可，舌淡苔白腻，脉弦滑。因怕输液，到家里找晋师开中药治疗。察色按脉问诊后顿觉这不就是小青龙汤证吗？即以小青龙汤加减外解表邪，内化寒饮。处方：麻黄 5g，桂枝 12g，白芍 15g，炙甘草 4g，细辛 5g，干姜 6g，半夏 12g，五味子 6g，藿香 9g，苏梗 9g，木瓜 15g，荆芥 4g，川芎 9g，羌活 9g，葛根 12g，枇杷叶 15g，生姜 3 片。3 剂，水煎服，日 1 剂，服 3 次，药渣重煎泡脚，物尽其用。1 剂服完恶心、呕吐、肠鸣改善，3 剂服尽，诸症缓解。

小青龙汤专为表寒兼水饮而立，水饮之邪变动不居，可随三焦气机升降出入，故临床上可有诸多或然证，且或然症往往成为主要见症。本方主要用于治疗肺系病证，对于其他诸证，泛属外寒内饮者亦为适用，足见中医学"异病同治"的特色。

## 桂枝汤功用刍议

桂枝汤为临床常用方，为《伤寒论》群方之首。因首现于太阳病篇，历来都将该方之功用解释为"解肌发表，调和营卫"，归属于解表剂、汗剂之列，是为祛邪方。根据该方之组成及在此方基础上的演化，晋师认为该方当为第一补方、和方，并论述如下。

1. **病因及主治证**

《伤寒论》中对桂枝汤主症的描述有 3 条，"太阳病，发热，汗出，恶风，脉缓者，名为中风"，"太阳中风，阳浮而阴弱，阳浮者，热自发，阴弱者，汗自出；啬啬恶寒，淅淅恶风，翕翕发热，鼻鸣，干呕者，桂枝汤主之"，"太阳病，头痛，发热，汗出，恶风，桂枝汤主之"。主证中当出现发热，但热势不高，或自感发热，恶风（寒），汗出，或兼头痛，鼻鸣干呕。其主因当为表阳虚、津亏（阴弱），兼感风寒，以表阳虚为主因，阳虚阴弱是感受风寒之前提条件，即正虚邪侵，因此治疗太阳中风证当温阳益阴，佐以疏散风寒。以此类推治疗太阳中风当扶正补虚为主，佐以疏散解表，即治疗太阳中风是以补为主，兼以疏表。桂枝汤为治疗太阳中风的主方，从而证明该方是补方，至少说明该方是以补为主的方剂。

另外，太阳中风病机是阳浮阴弱（卫强营弱），"卫强故阳脉浮，营弱故阴脉弱，卫本行脉外，又得风邪相互，则其气愈外浮，阳主气，风为阳邪，阳盛则气易蒸，故阳浮者，热自发也。营本行脉内，更与卫气不谐，阴弱者、汗自出也"。因此，中风之成因为营卫不和，治疗中风当调和营卫，可推测治疗中风的主方当为和方。

2. **方药组成**

桂枝汤由桂枝三两（去皮），芍药三两，甘草二两（炙），生姜三两（切），大枣十二枚（擘）组成。实为两方加味而成，其中桂枝与甘草组合为桂枝甘草汤，辛甘化阳；芍药与甘草组合为芍甘汤，酸甘化阴。二方合用则阴阳并补，姜、枣则益脾和营卫，正如成无己所说："桂枝同姜、枣，不特专于发散，以脾为胃行其津液，姜、枣之用，专行脾之津液，而和营卫者也。"尤在泾指出"生姜、大枣、甘辛相合，补益营卫，亦助正气去邪气之用也"。由此可见，桂枝汤是补方。从方名而言，以桂枝命方名，而桂枝辛、甘、温，说明桂枝汤是以补阳为先、为主之方。

桂枝甘草结合，温通以助卫阳；芍药甘草相合，寒敛以佐营阴。正如《医宗金鉴》所说："桂枝君芍药，是于发汗中寓敛汗之旨；芍药臣桂枝，是于和营中有调卫之功。"因此该方为调和营卫之方，亦当然为和方无错。

### 3. 他方佐证

《金匮要略》谓："发汗后，烧针令其汗，针处被寒，核起而赤者，必发奔豚，气从少腹上至心，灸其核上各一壮，与桂枝加桂汤主之。"桂枝加桂汤由桂枝五两，芍药三两，炙甘草二两，大枣十二枚，生姜三两组成。发汗伤阳，烧针令汗出，阳气复伤，阳虚则阴寒反盛，寒邪引动冲气，从少腹上凌心胸，发为奔豚之病。治之则需温阳祛寒，故桂枝加桂汤应为补阳方，在桂枝汤基础上加桂二两，为加强补阳之力。同时也证明桂枝并无发汗之功，不然桂枝不会用在"发汗后""烧针令其汗"。说明桂枝汤是补方。

《金匮要略》谓："虚劳里急，悸，衄，腹中痛，梦失精，四肢酸疼，手足烦热，咽干口燥，小建中汤主之。"小建中汤由桂枝三两，芍药六两，炙甘草二两，生姜三两，大枣十二枚，胶饴一升组成。是在桂枝汤基础上加芍药三两、胶饴一升而成，其中甘温质润的饴糖，益脾气而养脾阳，温补中焦，可缓肝之急，润肺之燥。加重芍药以增柔肝益阴缓急之功。虚劳里急是阴阳并虚之证，以桂枝汤为基本方治疗，说明桂枝汤是补方无疑。发汗则伤阳劫阴，与虚劳里急之因相背，故推之桂枝汤非发汗之方。

《金匮要略》谓："虚劳里急，诸不足，黄芪建中汤主之。"诸不足，即气血阴阳诸不足，因此其定是补方。黄芪建中汤由桂枝三两，芍药六两，炙甘草二两，生姜三两，大枣十二枚，胶饴一升，黄芪一两组成，即小建中汤加黄芪一两。甘温益气升阳之黄芪，可增强益气建中之力，使阳生阴长、诸虚不足者得益，里急则除。由此可见，桂枝汤是补虚方，非汗方。

《千金翼方》谓："当归建中汤治产后虚羸不足，腹中疾痛不止，吸吸少气，或若小腹拘急挛痛引腰背，不能饮食，产后一月，日得四五剂为善，令人强壮内补方。"当归建中汤由当归四两，桂心三两，炙甘草二两，芍药六两，生姜三两，大枣十二枚（若大虚，纳饴糖六两）组成。即桂枝汤加重芍药三两，当归四两而成，加芍药、当归以加强补血滋阴之力。产后忌汗，而桂枝汤用于此，也说明桂枝汤无发汗之力，只有补虚之功，更说明桂枝汤是补方。

《金匮要略》谓："夫失精家，少腹弦急，阴头寒，目眩，发落，脉极虚芤迟，为清谷，亡血，失精。脉得诸芤动微紧，男子失精，女子梦交，桂枝加龙骨牡蛎汤主之。"桂枝加龙骨牡蛎汤由桂枝、芍药、生姜各三两，甘草二两，大枣十二枚，龙骨、牡蛎各三两组成。主治阴阳两虚之失精、梦交，其在桂枝汤的基础上加潜阳摄纳的龙骨、牡蛎，进一步说明桂枝汤是阴阳并补方，而非汗方，

从以上诸方可佐证桂枝汤是阴阳并补、阴阳并调方，是补方、和方，本无发汗之力。其服法为"适寒温，服一升。服已，须臾啜稀粥一升，以助药力，温覆令一时许，遍身漐漐，微似有汗者，益佳，不可令如水淋漓"。其中温服、啜稀粥、温覆均可致汗，而饮稀粥又能补脾胃、补气血使源足而汗能出，也说明桂枝汤是补虚扶正之方。

4. 临证应用

从桂枝汤为补方与和解方来理解桂枝汤，则临床桂枝汤应用广泛，而不只限于解表。晋师临证除外感疾病用此方外，还常用此方治疗更年期综合征、焦虑、抑郁、心神恍惚、神经官能症、感觉异常、嗅觉异常，甚至有些患者自述能看到别人看不到的东西，这些疾病多为阴阳不调，非实非虚的第三状态，有些很难辨别虚实寒热，此时用桂枝汤，取其和解的功效，常常配伍小柴胡汤，往往能有很好的疗效。此外，根据桂枝汤为补方这一概念，晋师也常用桂枝汤治疗心力衰竭、体虚外感、肺胀等有明显虚

性表现的疾病，尤其是虚性心系疾病，因为此方中桂枝甘草汤温补心阳，芍药甘草汤滋阴养血，恰好符合心系疾病常常有心阳虚的特点，临床效果也极佳。晋师应用桂枝汤范围极广，随手化裁，现分享部分临证应用桂枝汤及其加减方经验，以飨同道。

窦性心动过缓

患者廖某，男，31 岁，公司职员。初诊时诉心悸气短，伴自汗，左胸部紧闷不舒，劳后加重半年余。近 2 周昼时心悸频发，夜间寐中经常因胸闷憋气而醒。就诊时：面色少华，神疲乏力，纳谷不香，寐少梦多，怕冷，舌体胖嫩，质红色淡，苔薄白而润，脉迟弱。心电图示：窦性心动过缓，心率 43 次/分。辨证考虑心阳不足，心神失养；治以补心养血安神。处方：桂枝 12g，白芍 12g，炙甘草 9g，大枣 15g，制附片 6g（先煎），党参 12g，黄芪 15g，当归 9g，炒白术 12g，茯神 12g，龙眼肉 12g，生姜 2 片。14 剂，水煎服，日 1 剂。14 剂后症减大半，继用 14 剂诸症基本消失，心率 56 ~ 63 次/分，随访半年未复发。

**按语**

窦性心动过缓是成人窦性心律的频率低于 60 次/分，排除健康的青年人、运动员与睡眠状态，对具有病理意义的窦性心动过缓可用桂枝汤进行治疗。窦性心动过缓多为心阳不足，鼓动无力所致，桂枝汤可温阳补气，使心阳振奋，气血畅达，则脉动复常。《素问·六节藏象论》云："心者，生之本，神之变也，其华在面，其充在血脉。"营血在脉管中运行，滋养五脏六腑，灌注四肢百骸，均赖于心脏有规律的搏动，推动营血在脉管中运行周身；心脏搏动又根于心之阳气推动而实现。该患者病机主要为心之阳气亏虚，血行迟缓，心神失养。治以补心气，助血运，安心神，故而获效。

## 发热

患者王某，女，38岁。主诉：游泳后反复发热2周。患者2周前游泳后又熬夜，遂出现发烧，最高39.8℃，无咳嗽、咳痰，自服小柴胡汤、麻黄汤等，近一周多为低热，多下午2点体温升高，体温约37.5℃，肌肤扪之微热，心烦不安，口干、口苦，头昏乏力。辨证为太少两感证，治宜和解少阳、调和营卫，方用柴胡桂枝汤加减。处方：柴胡9g，桂枝9g，白芍12g，大枣15g，炙甘草9g，半夏12g，党参15g，黄芩3g，仙鹤草18g，香薷9g，紫苏9g，生姜2片。7剂，水煎服，日1剂。服药7剂后，发热明显减轻，心烦好转，睡眠尚可，守方7剂，症状消失，痼疾遂愈。

### 按语

本患者起病有明确诱因：游泳、熬夜，最初发热可能是单纯的太阳中风，自行服用了麻黄汤，或发汗太过，高热虽解但低热反复，又投小柴胡汤，不效。仍有低热，可推断表证仍未解，所以考虑太少两感，第225条："伤寒六、七日，发热微恶寒，支节烦疼，微呕，心下支结，外证未去者，柴胡桂枝汤主之。"柴胡桂枝汤是小柴胡汤与桂枝汤并为一方，和解少阳、调和营卫，从少阳之枢以达太阳之气，加香薷、紫苏祛风除湿，仙鹤草退热补虚，邪气去，营卫和，从而获效。

## 汗证

患者黎某，女，53岁，主诉：汗出、怕冷10余年，加重5年。患者10余年前受凉后出现全身汗出、怕冷，阵发性发作，伴头胀痛，无发热、咳嗽、咳痰，无鼻塞、咽痛等症状，自诉在当地医院行头部CT、MRI等检查未见明显异常，间断口服中药治疗，症状时轻时重。5年前受凉感冒后再次汗出、怕冷加重，动辄汗出，白天明显，夜间稍减轻，腰酸、乏力，吹风后四肢关节酸胀，睡眠差，伴口苦、口干，小便量少，大便干结，3

~7 天/次。辨证卫阳虚衰，营卫不和。予桂枝汤加减。处方：桂枝 12g，白芍 12g，炙甘草 9g，附片 9g（先煎），大枣 15g，细辛 3g，淫羊藿 24g，龙骨 30g，牡蛎 30g，浮小麦 30g，山茱萸 12g，远志 5g，百合 15g，酸枣仁 12g，首乌藤 30g，紫苏梗 9g，丹参 9g，生姜 3 片。共 7 剂，水煎服，每日 1 剂。服药后患者诉汗出、怕冷、口干、口苦较前好转，伴腰痛、乏力，受凉后四肢关节疼痛，睡眠一般，小便量少，大便 5 天未解。加芪蓉润肠通便之物，续方。

**按语**

　　汗证是指因营卫、血气、阴阳失调而致的以汗出异常为主症的病证，可分为无汗和多汗两种。桂枝汤对汗腺分泌具有双向调节作用，既可促进发汗，又可止汗，故可应用于对本病的治疗。方中桂枝为君，助卫阳，通经络，解肌发表而祛在表之风寒；白芍益阴敛营；浮小麦益气固表，与龙骨、牡蛎同用收敛固涩、平肝潜阳；山茱萸与附片同用补益肝肾，敛汗固脱；首乌藤养血安神，祛风通络；细辛搜剔伏风；淫羊藿补肾阳；苏梗、丹参理气宽中、通经止痛；百合、酸枣仁助其清心安神；大枣协白芍补营阴，兼健脾益气；炙甘草调和诸药。

　　**痹证**

**病案**　　门诊病历

　　患者李某，女，42 岁，2022 年 3 月初诊。患者诉右肩臂疼痛 1 年半，经中药、按摩及理疗等治疗后缓解。此次因为天气寒冷，身未覆被受凉而复发 1 周。患者右肩臂疼痛难忍，活动受限，不能持物，活动或持物时则疼痛加剧。患处不肿，无恶寒、发热、咳嗽，饮食正常，二便平，舌质淡红，苔白而润泽，脉缓。处方：黄芪 15g，桂枝 12g，白芍 12g，姜黄 9g，炙甘草 6g，生姜 3 片，大枣 15g，巴戟天 15g，威灵仙 12g，桑寄生 15g，羌活 9g。14 剂，水煎服，日 1 剂，药渣热敷患处。二诊患者右肩臂疼痛大减，活动度增加，但大便偏软，日 2 次，加葛根 12g，续服 14 剂后疼痛消失，活动基本自如。嘱患者注意患处保暖，并每天做操活动患处。

**按语**

痹证病机之一，是素体虚弱，营卫不和，致使腠理疏松，风寒湿邪乘虚而入，流注于经络、关节，使气血运行不畅而成痹。黄芪桂枝五物汤出自《金匮要略·血痹虚劳病脉证治》："血痹阴阳俱微，寸口关上微，尺中小紧，外证身体不仁，如风痹状，黄芪桂枝五物汤主之。"原方为桂枝汤加黄芪3两，加重生姜至6两，主治血痹，适当加减可治疗肩周炎、末梢神经炎、坐骨神经痛、类风湿关节炎、中风后遗症等疾病。方中黄芪甘温益气，补在表之卫气。桂枝散风寒而温经通痹，与黄芪配伍，益气温阳，和血通经。黄芪得桂枝，固表而不致留邪，可调和营卫，温通经络，使气血周流，"通则不痛"，比单用祛风湿效果更好。

## 痛经

病案　　　　门诊病历

患者李某，女，26岁，未婚，护士。2022年6月就诊。患者自诉经期小腹部疼痛不适5年，加重半年。患者5年前无明显诱因出现月经期小腹部疼痛不适，半年前症状加重，疼痛剧烈时呕吐，需口服止痛药，小腹冷，伴有头痛，出汗，饮食正常，二便正常，睡眠正常。查舌淡，苔薄白，脉弱。平素月经有血块，月经周期及经期正常，白带正常。中医诊断：痛经，证型：气血失和。治法：调和气血，暖宫止痛。方用桂枝汤加减。处方：桂枝9g，白芍12g，炙甘草6g，当归9g，茜草15g，柴胡4g，炮姜4g，肉桂3g，荆芥4g，艾叶4g，乌药6g，吴茱萸4g，延胡索9g，益母草15g，14剂，水煎服，每日1剂。二诊仍有头痛，余无特殊。处方：前方加川芎9g。14剂，水煎服，每日1剂。三诊月经来潮时小腹疼痛明显减轻，月经量较少，饮食正常，二便正常，睡眠正常。处方：前方加鸡血藤15g，熟地黄15g。14剂，水煎服，每日1剂，分3次口服巩固治疗。

经方学习运用心得

## 按语

女性属阴，以血为本，生理上常有经带胎产之特点，同时又屡伤于血，机体很容易处于"有余于气，不足于血"的生理欠平衡状态。按本例患者痛经在经期明显，有头痛，出汗，余无其他，查舌淡苔薄白脉弱属气血不足之象。月经期血下注血海以行经，全身气血分布出现不平衡，头部清窍气血相对缺乏，故见头痛；气血阴阳不平衡，营卫失和故见出汗；经期有血块，为受寒夹杂瘀血之征象。四诊合参，该患者符合桂枝汤证的病机，可用其化气调阴阳。在处方组成上首诊加用当归养血，益母草活血养血，乌药、吴茱萸散寒调气，延胡索止痛对症治疗，用方考虑周全，效果良好。二诊时诉服药后痛经缓解，仍有头痛故加用川芎，在调和气血的基础上治疗头痛。三诊患者痛经明显好转，处方加用鸡血藤、熟地黄，具有养血通络之作用。

## 三仁汤学习体会

三仁汤治疗的病证主要是湿温证，或者是暑湿证。湿温证中温是热的轻症表现，为什么不用湿热而用湿温？就是为了突出它是以湿为主。

湿温辨证的时候，主要的症状表现有三个类似的症状，第一，类似感冒。一提到感冒大家都知道，它的主要病症表现有发热、怕冷、头痛等。大家或多或少都得过感冒，对于感冒类症状很熟悉，一个患者来看病的时候，如果问他哪儿不舒服，他告诉我们很有可能感冒了，因为他觉得有头疼、怕冷、发热这些，那就是感冒。湿温这些患者的表现很像感冒，但是不能从感冒去治疗。湿温病邪，初犯人体，郁遏在表之卫阳，患者则表现为恶寒、发热、身重、关节痛楚等太阳经湿郁之象，也就是所谓"感冒"。《温病条辨》说不可汗治，"汗之则神昏耳聋，甚则目瞑不欲言"。

晋师讲课时提到这样一个病例，他在门诊上班时遇到一位男性，他说三年前感冒了，感冒后觉得症状一直在加重，听力下降，整天昏昏沉沉，另伴四末不温，他用三仁汤合桂枝甘草龙骨牡蛎汤治疗，效果很好。如何区分感冒和湿温，感冒的发热一般是没有规律的，而湿温的发热，它多见于午后发热。

第二，类似虚证，由于湿邪容易阻滞气机，气机不畅通，导致了气血不能滋荣于外，中焦湿困，从而表现出胸闷、纳差、泛恶等。这样的人，他的面色会出现淡黄，湿邪阻滞气机，患者感觉他整天身体沉重，不想活动，总想躺在床上。这样的人临床上很容易和气虚结合在一起。这样的患者不可补，补了之后则容易留恋邪气，古人说"润之则病深不解"，病情缠绵难愈，临床要谨慎辨别。

第三，类似可下证。可下证指的是可以用泻下的方法治疗的病症。临床表现多种多样，大便不通可以下，水结可以下，瘀血可以下，痰湿痰结也可以下。可下证的一个主要症状是大便不畅。大便不畅的患者，他可能会出现三四天、四五天不想解大便，身体感觉到胸闷，不想吃饭。这样的患者，《温病条辨》说不可下，"下之则洞泄"。应用下法之后，由原来的四五天不解大便，有可能变成一天大便四五次。湿温患者，温是偏热的，热就容易伤津液，水亏舟停，它会出现三四天不解大便，但是湿温又以湿为主要矛盾，患者多天不解大便，但是他解大便的时候又不是很干燥，解大便的时候不是很困难，不是阳明腑实那种燥屎内结。

在临床上，出现三四天、四五天不解大便，大便解出不困难，常见于两种情况，一个是湿温，以湿占主要方面；另一个是瘀血。张仲景《伤寒论》曰："阳明证，其人喜忘者，必有蓄血。所以然者，本有久瘀血，故令喜忘。屎虽硬，大便反易，其色必黑者，宜抵当汤下之。"

三仁汤方中杏仁肃降上焦之湿，白豆蔻宣畅中焦之湿，薏苡仁渗利下焦之湿。同时，加用滑石、通草、竹叶以祛湿。湿，要想得化，需要用理气的药。气能化湿，湿得气而化。三仁汤里面有八味药，其中四味寒性药，四味温性药。治温当用凉，治湿可用温，不用温性的药达不到祛湿的作用，所以加半夏来燥湿。

**病案**　　　　　门诊病历

范某，男，66岁，2022年5月31日初诊。患者7年前无明显诱因出现气短，既往间断性发作，活动后气短气促明显，后症状逐渐加重，现全天心慌气短，自觉全身的血液都往头上涌，脸发红，眼睛发胀，全身无力。天气越热发作越频繁，天冷时，症状有所减轻。在太阳下行走5分钟就会出现以上症状，平常头皮皮疹，皮疹手按时疼痛。小便有泡沫，气味大，全身皮肤瘙痒，睡眠差，半夜1点、3点、5点左右醒，纳可，大便未诉明显不适。舌偏红苔白，脉略数。全身各项检查指标均正常。中医诊断：暑湿病，辨证为暑湿内阻，当祛湿清暑，调畅气机，以三仁汤加减。处方：香薷9g，薏苡仁24g，杏仁9g，白豆蔻3g（后下），甘草3g，淡竹叶12g，厚朴9g，通草3g，赤芍15g，制半夏12g，滑石18g，仙鹤草24g，黄精18g，生黄芪18g，牡蛎18g，百合30g。14剂，水煎服，日1剂。患者服药2周，电话咨询，气短有好转，精神状态较服药前好许多。服药前全天气虚、气短，现不活动基本平稳，动时有气短的症状且全身无力。小便颜色变淡，气味减少，皮肤仍瘙痒。嘱前方续服1周。

**按语**

天热病重，暑令当行，暑湿犯肺，肺气受病，治节不行，身之气皆失其顺降之机。《黄帝内经》中"因于暑，汗，烦则喘喝，静则多言"，暑热犯肺，湿阻气机，肺气宣降失调，故呼吸气短。"因于湿，首如裹，湿热不攘"，风暑夹湿上犯清空，则感热气上冲头部，脸发红，眼睛发胀，头皮生疖；暑湿弥漫三焦，水湿不化，故小便有泡沫。"汗出见湿，乃生痤痱"，湿邪阻遏肌表，故全身皮肤瘙痒。治宜清暑祛湿，则诸恙自安。暑必兼湿，治暑必兼利湿。方中香薷，夏月麻黄，辛散皮肤之蒸热，温解心腹之凝结，为清暑之主药。肺气清，则小便行而热降。三仁汤，治疗的证主要是湿温证，或者是暑湿证。由于湿邪容易阻滞气机，气机不畅通，导致了气血不能滋荣于外，中焦湿困，从而表现出胸闷、纳差、泛恶、自觉气短喘息乏力等。暑伤气分，湿亦伤气，方中最后佐以黄精、黄芪以稍稍补气。

此案与王士雄治伏暑案颇有类似。案中云："始则柴、葛、羌、防，以升提之，火藉风威，吐逆不已，犹谓其胃中有寒也。改用桂枝、干姜以温燥之，火上添油，肺津欲绝，自然气促音微。疑其虚阳将脱也，径予参、归、蛤蚧、柿蒂、丁香，以补而纳之，愈补愈逆，邪愈不出，欲其愈也难矣"，有异曲同工之妙。


## ● 运用归脾汤经验 ●

归脾汤出自宋代严用和《济生方》，严氏据《内经》"二阳之病发心脾"理论而创制。心藏神而主血，脾主思而统血。思虑过度，劳伤心脾，则脾失健运、心血不足，发为惊悸怔忡、食少体倦诸症。本方以补养心脾为主，脾气健则气血生化之源充足，从而心血旺盛，则惊悸失眠诸症自愈。又脾主统血，凡脾虚气弱，不能统血而见崩漏诸症，亦可用本方治疗，即所谓"引血归脾"，故严氏命名本方为"归脾汤"。明代薛立斋在《校注妇人良方》中另加当归、远志二药，后世所用归脾汤多为此方。

脾胃为后天之本，气血生化之源，气机升降之枢纽，因此，晋师临床上非常重视调理和顾护脾胃。脾属脏，胃属腑，脾主运化，胃主受纳，脾主升清，胃主降浊，脾喜燥，胃喜润，脾胃这对相表里脏腑通过相对之功能，从而维持人体气机运行的正常。晋师治疗疾病非常重视顾护脾胃，用药既避苦寒以免伤胃，又避滋腻以免碍胃。同时，治疗疾病时又常常注意调理脾胃，常用归脾汤加减治疗多种疾病。

### 1. 失眠

贺某，女，50 岁，教师。自诉少寐多梦，头晕近 10 年，经中西医多方治疗，病情时轻时重，后至我科门诊就诊。现症见头晕，少寐，每晚只睡 3 小时左右，健忘，心慌气短，神疲乏力，纳谷不香，大便溏薄。面色少华，爪甲不荣，舌淡红，苔薄白，脉细弱。中医辨证属心脾两亏，气血不足。治宜健脾益气，宁心安神。拟归脾汤加减。处方：党参 12g，白术 12g，茯神 12g，黄芪 15g，当归 9g，炙甘草 6g，炙远志 6g，酸枣仁 12g，合欢皮 12g，龙眼肉 12g，木香 4g，生姜 6g，大枣 12g，山药 24g，薏苡仁 18g。服上方 14 剂，头晕解除，每晚可酣睡 4～5 小时，无明显心慌气短，食欲增加，大便成形。续服 7 剂，嘱其加强饮食调理，后诸症渐消失。

**按语**

本例为中年教师，长期从事紧张的脑力劳动，劳伤心脾，气血暗耗，出现心脾两虚之证，故用归脾汤加合欢皮安神助眠，加山药、薏苡仁健脾益胃，使脾胃旺盛，气血充足，心神得宁，药证相符，故能获愈。

### 2. 咳嗽

患者杜某，男，24 岁，患者于两年前因外感后出现咳嗽，经治疗缓解。后因劳累又出现咳嗽，仍在原就诊处诊治，经服药、输液治疗 1 个月余无效，具体用药不详。遂至县城各医院诊治，历经数医仍疗效不佳。后经某三甲医院检查，经痰培养、血液化验、胸部 CT 等检查均未发现异常，建议中医治疗。近两年来患者易数医收效寸微，后至门诊就诊，观前医所用方药有止嗽散、桑菊饮、金沸草散、清气化痰汤、杏苏散、桑杏汤，亦有自拟宣肺化痰止咳、养阴润肺等方，可谓治咳诸法皆用。晋师细究病史，患者系研究生，起病先因外感后劳累，自诉咳嗽每因学习劳累或思想集中时发作或加重。考虑思虑劳倦损伤心脾所致，遂投以归脾汤加减：当归9g，白术12g，炙甘草3g，酸枣仁12g，远志6g，茯神12g，木香6g，橘红9g，紫菀12g，白前9g，百部18g，北沙参24g，大枣12g，生姜6g。7剂，水煎服，日3次。患者服3剂后咳嗽有所减轻，7剂服后咳嗽消失大半，后又继服7剂以巩固疗效。随访半年未见复发。

**按语**

本病由于外感而致咳嗽，后因劳累复发，缠绵不愈长达2年，咳嗽日久肺气虚损，子盗母气，肺病及脾，脾虚化源不足，无以上奉于心，以致心血亏虚，加之思虑劳倦更伤心脾，心火不能克制肺金，肺气上逆，而致咳嗽发作或加重。正如《素问·咳论》所云："五脏六腑皆令人咳，非独肺也"，亦即所谓"心咳"。所以常法治咳无效，用归脾汤加减，益气补血、健脾养心以解内邪，内邪既清，肺无邪犯则咳嗽自止。

### 3. 便秘

**病案** | 门诊病历

刘某，男，75岁。患者近2年来自觉神疲气短，时觉头晕心悸，虽有便意，但排便困难，秘结难下，2～3天大便1次，质软不硬，便后更感疲乏，面色白，舌淡苔白，脉虚。属心脾两虚，血虚津少不能润肠而致。予以归脾汤加减治之，处方：党参12g，黄芪15g，当归9g，茯神12g，酸枣仁12g，远志6g，龙眼肉12g，淫羊藿18g，仙鹤草18g，肉苁蓉18g，麻仁15g。14剂，水煎服，日1剂。服药后诸症减轻，大便燥结好转，1～2天大便1次，继上方又服。

**按语**

患者高年多虚，治当以扶正为主，佐以润肠通便，不宜峻猛攻逐，以免耗伤正气。故本案患者用补心健脾、益气养血之归脾汤图治；配伍肉苁蓉、火麻仁润肠通便。诸药配伍，补中有通，补中有调，滋而不腻，使脾健气旺，大肠传导得力，故便闭可解。

### 4. 崩漏

王某，女，38 岁，已婚。患者平素月经规律，量中等。半年前因家务、农活繁重而致月经淋漓两周不净，在当地医院服药数剂血止。后经期逐渐出现紊乱，每次经来少则 7～8 天，长则半月，量中等，色暗淡，时有血块，伴腰腹酸困不适，经中西医治疗，有所好转。近来自感头晕乏力，心悸胸闷，腹胀纳差，月经后头晕、心慌、气短更加重，查舌体略胖，舌质淡苔白，脉象沉细。中医诊断为：崩漏，证属脾气虚弱。治宜：健脾益气。方用归脾汤加减：党参 12g，生黄芪 18g，炒白术 12g，当归 9g，茯苓 12g，远志 6g，炒枣仁 12g，木香 6g，艾叶 4g，荆芥炭 6g，三七粉 3g，怀牛膝 12g。服药后经净神安。

**按语**

患者半年前所患漏下半月余，可知气虚不能摄血无疑，加之病情反复，出血日久，心血亦虚，以致心脾两亏。其一使化生气血之源不足；其二则致气血固摄无力而见上述诸证。

### 5. 心律失常

杨某，女，61 岁，2 周前无明显诱因突然感到心慌、气短，心脏似欲跳出胸腔，约 2 分钟后心慌渐渐缓解，继乃汗出、头晕、恶心、呕吐、倦怠乏力。2 天后到某地区医院诊治，心电图正常，疑为阵发性心动过速。给予美托洛尔治疗，服药后病情无好转，稍有劳累即发作。遂至我院就诊。当时患者气短自汗，神倦，头晕，心悸不安，活动后即发作，休息后减轻，伴失眠、面白无华，舌质淡胖，苔薄白，脉细弱而数。诊为心悸，属心脾两虚型。治宜补血益气、养心安神。方用归脾汤加味：党参12g，白术12g，茯神12g，黄芪15g，龙眼肉12g，木香6g，当归9g，远志6g，酸枣仁12g，生姜6g，大枣12枚，龙骨24g，牡蛎24g，炙甘草6g。14剂，水煎服。二诊：药后心慌未再发作，头晕、失眠、自汗均减轻，脉弱，舌质淡。守上方14剂，以巩固疗效，随访至今未复发。

### 6. 甲状腺功能减退

**病案** 门诊病历

患者，女，31岁，2012年3月15日就诊。主诉：畏寒、乏力、记忆力减退半年，加重7天。患者半年前出现畏寒、乏力、记忆力减退，未予以治疗。7天前症状加重，某省医院就诊，甲状腺功能示：FT3 1.12pg/mL，FT4 1.08ng/dl，TSH 19.38uIU/mL，诊断为原发性甲状腺功能减退症，遂来本院行中医治疗。现症：患者表情淡漠，面色苍白，指端发凉，胸闷气短，头晕，记忆力减退，乏力，失眠多梦，畏寒严重，舌质淡，苔薄白，脉沉缓。西医诊断：原发性甲状腺功能减退症。中医辨证心脾气血两虚。治宜益气补血，健脾养心。处方：党参12g，炒白术12g，炙黄芪18g，当归9g，茯苓12g，制远志9g，酸枣仁12g，木香4g，龙眼肉12g，首乌藤24g，炙甘草6g，大枣12g，桂枝12g，白芍12g，生姜2片。14剂，水煎服，日1剂。

二诊：患者畏寒、乏力、记忆力减退等症状均大有减轻，仍多梦，上方加百合18g，14剂，水煎服，日1剂，后随访患者畏寒、乏力、头晕消失，其余症状均有减轻。

归脾汤主治病症众多，但病机与心脾两脏亏虚密切相关。心藏神而主血，脾主思而统血。机体摄养不当，劳伤心脾，导致心脾气血耗伤，心血不足，出现心悸、记忆力减退、失眠等；脾气亏虚，出现乏力、纳差；生化乏源，无以濡养血脉，血行涩滞，则见胸痹心痛。方中人参、黄芪、白术、甘草、生姜、大枣性甘温，主补益脾气；当归甘辛主补血活血；茯神、酸枣仁、龙眼肉性甘平，主宁神养心；远志交通心肾而安神定志；木香理气醒脾，使其补而不滞。该方配伍得当，用药严谨，为心脾同治之方，有益气补血、健脾养心之功用。现代研究表明，归脾汤在心血管系统、造血系统、消化系统、神经系统、妇产科、皮肤科以及其他多种杂病中均有其显著疗效，体现了中医学异病同治的特点。

## 学习"半夏泻心汤"心得体会

半夏泻心汤出自《伤寒论》第149条："伤寒五六日，呕而发热者，柴胡汤证具，而以他药下之，柴胡证仍在者，复与柴胡汤。此虽已下之，不为逆，必蒸蒸而振，却发热汗出而解。若心下满而硬痛者，此为结胸也，大陷胸汤主之。但满而不痛者，此为痞，柴胡不中与之，宜半夏泻心汤。"本方证为少阳病误下，脾胃不和，升降失序，寒热互结所致之心下痞证。《金匮要略》曰："呕而肠鸣，心下痞者，半夏泻心汤主之。"方中重用半夏和胃降逆止呕，为全方之君药，黄芩、黄连苦寒泄热，干姜、半夏辛温散寒，寒热并用，辛开苦降。更佐人参、大枣、炙甘草补益脾胃，共达调和中焦脾胃升降之功。仲圣开创以半夏泻心汤为其代表方辛开苦降，寒热平调法，广泛运用于脾胃疾病治疗上。

晋师治疗脾胃病遵循"寒温并用、通补兼施"。他认为脾主升清运化，喜燥恶湿；胃主受纳降浊，喜润恶燥；在病理上脾多虚寒，胃多实热，因此脾胃病临床上多表现为寒热错杂，虚实相兼。晋师认为此法在运用时，用药宜温却不可伤阴，清而不可伤胃，以顾护胃气为先，细细调和，如黄芩、黄连用量当以3～5g为宜。临床运用寒热并用法的关键，在于分析病机主次，掌握病势病位所在，分清寒热位置、寒热真假、寒热多少，从而辨证施治，有时不见心下痞满，而以嘈杂不适为主症者，亦可选用。若痛者可加用芍药甘草汤，吞酸可加用左金丸，大便秘者可加制大黄，胃火盛者可加蒲公英、石膏、连翘，寒凝气滞者加良附丸；血瘀疼痛者加丹参饮。半夏泻心汤晋师常用疾病如下。

### 1. 慢性萎缩性胃炎

慢性萎缩性胃炎（chronic atrophic gastritis，CAG）是消化系统常见的慢性炎症性疾病，以胃黏膜上皮反复受损导致胃固有腺体萎缩、数目减少，伴或不伴肠上皮化生为主要病理表现，被世界卫生组织公认为癌前病变。CAG 是多种因素共同作用的结果，幽门螺杆菌感染是 CAG 的主要致病因素。该病临床表现形式多样，部分患者可无明显症状，有症状者主要表现为非特异性消化不良，上腹部不适、饱胀、疼痛是该病最常见的临床症状，可伴有食欲不振、嘈杂、嗳气、反酸、恶心、口苦等消化道症状，部分患者还可有乏力、消瘦、健忘、焦虑、抑郁等全身或精神症状。

晋师认为，慢性萎缩性胃炎多由于人体情志失调、饮食不节等原因，导致脾胃升降失常，此病病程长，逐渐消耗人体正气，故脾气虚弱为慢性萎缩性胃炎的主要发病机理，兼以气滞、血瘀、痰湿为患，临床以补脾理气为治疗的根本大法。《脾胃论》曾云："治脾胃即可以安五脏"，《金匮要略》亦云："四季脾旺不受邪"，均可表明脾胃之气对于健康的重要性。半夏泻心汤不仅可以有效抑制胃酸的分泌，而且还能破坏幽门螺杆菌生存的环境，加强胃黏膜的修复能力，是有效治疗这类疾病的方剂。对于此类病症，晋师常用半夏泻心汤合四君子汤加减治疗，并取得良好的疗效。

**病案** 门诊病历

刘某，女，51 岁，农民，患者因反复中上腹隐痛 1 年余就诊，腹痛呈阵发性隐痛，烧心，饮食较少，小便正常，大便稀溏，舌淡红，舌边有齿痕，苔白腻，脉滑。当地医院胃镜检查提示"慢性萎缩性胃炎伴肠化生"，予以消炎抑酸、保护胃黏膜等治疗缓解不明显。中医辨证为胃痛（寒热错杂）。当寒温并用，辛开苦降，理气和胃。以四君子汤益气健脾，半夏泻心汤辛开苦降，理气和胃。

处方：党参12g，炒白术12g，茯苓12g，枇杷叶15g，半夏12g，陈皮9g，炙甘草4g，黄连5g，黄芩3g，干姜3g，延胡索9g，益智仁5g，连翘6g，蒲公英18g，海螵蛸15g，生姜3片。14剂，水煎服，日1剂，分3次温服。忌生冷、不易消化食物。

复诊时患者诉服药后，中上腹隐痛、烧心症状明显改善，大便稀溏也转成形，小便正常，仍守方前法续服14剂。

**按语**

本案重在健脾益气，辛开苦降，寒温并用，肠胃通调顺畅，使脾胃健而痰浊自化，肠胃通调顺畅而浊邪难留，脾胃之升降功能得以恢复，晋师治杂病常主张主病用主方，结合辨证选药。晋师认为现在的脾胃病多由于患者自行不规范用药，或者西医用抗生素等治疗而成寒热错杂，多属杂病，必宗"寒温并用"之旨，使脏腑阴阳平调，脾胃升降功能恢复、气机如常而病方自愈。

### 2. 反流性食管炎

反流性食管炎是因胃蛋白酶、胆酸及胰液等胃和十二指肠内容物反流入食管而引起食管黏膜炎变、糜烂和纤维化等器质性病变的慢性疾病，其主要临床表现为反酸、烧心、胸骨后疼痛不适或饮食梗阻等。食管为"胃之系"。晋师认为现代人生活不规律，精神压力大，饮食不节，劳逸无度为常态，久而久之导致后天脾胃损伤，脏腑功能失调，气机升降逆乱发而为病。根本在脾胃，基本病机为脾胃升降失序，寒热错杂其中。《景岳全书·吞酸》有云："腹满少食，吐涎呕恶，吞酸嗳气，谵语多思者，病在脾胃"。脾以升为健，胃以降为和，脾胃是人体气机升降的枢纽，胃气上逆，可见食糜上返、嗳气；胃气不降，停聚于中，郁久化热，可见烧心、反酸；气机阻滞不通，可见胸骨后、胃脘部疼痛不适。脾升胃降协调，则食管通利，传导如常。对于此类病症，晋师常用泻心汤合半夏厚朴汤加减治疗。

高某，男，59 岁，初诊主诉：反酸烧心伴胃部不适反复发作 7 年，胃脘部阵发性隐痛，面色偏黄，咽喉时有异物感，性略急躁，寐差，入睡困难，舌质淡红，苔黄白相兼，脉弦细。西医完善胃镜检查诊断"反流性食管炎"，曾服用铝碳酸镁片、莫沙比利等药，有一定效果，但时有反复。中医辨证为痞证（寒热错杂）。治以寒热同调，辛开苦降，理气和胃。

处方：制半夏 12g，黄芩 3g，黄连 5g，炙甘草 4g，干姜 4g，党参 12g，厚朴 9g，紫苏梗 9g，茯苓 12g，百合 30g，乌药 6g，生麦芽 12g，枇杷叶 15g，益智仁 5g，连翘 6g，旋覆花 9g（包煎）。14 剂，水煎服，日 1 剂，分三次温服，服药后烧心、反酸等症状明显缓解，时有胃脘部隐痛，纳可，寐佳，体重上升，上方合小建中加减，随访半年，未再复发。

**按语**

本案患者的病机为脾胃气机升降失序，寒热错杂其中，又患者久病造成肝郁气滞，肝气不疏则影响胃之降浊，出现咽喉异物感等表现，此即为"肝胃不和"的典型症状。方中半夏、干姜味辛善行善散，达到"辛甘升地气"之效果，黄芩、黄连，味苦能泄能降，与半夏、干姜构成辛开苦降法之核心药对；党参、炙甘草甘补中焦并能缓急止痛；益智仁温脾胃固中气，百合补中益气，和胃润肺，乌药理气温胃，三者合用使得胃体安康；枇杷叶以降肺胃之气，生麦芽疏肝和胃，针对肝郁不疏而设，以上诸药共奏寒热同调、苦辛并进之功，恰对患者之病本，故疗效显著。

### 3. 慢性非萎缩性胃炎

慢性非萎缩性胃炎是不伴有胃黏膜萎缩性改变，胃黏膜层见以淋巴细胞和浆细胞为主的慢性炎症细胞浸润的慢性胃炎。多数慢性非萎缩性胃炎患者可无任何症状，有症状者主要表现为上腹痛或不适、上腹胀、早饱、嗳气和恶心等非特异性消化不良症状。晋师认为，本病病机主要责之气机升降失调。本病寒热错杂根源于中焦脾胃虚弱，纳运失司，痰饮湿浊内生，阻滞中焦气机，阴阳不相顺接，表里不相贯通，脾之清气不得升以清明，致下有虚寒；胃之浊气不得降以外出，致郁而化热。寒热夹杂痰湿，日久相互胶结，遂成寒热互结证。寒热互结于中焦，致脾胃枢机不利，升清降浊紊乱，因而产生胃脘痞满症状。临证对于食积者合益智仁、连翘以健脾消食；气滞者加木香、砂仁，以健脾行气；脾虚水湿不运，困滞中焦，选用芳香醒脾之药，少佐苍术、白豆蔻、藿香、紫苏梗以醒脾化湿健运。

张某，男，64岁，退休干部，反复腹胀嗳气3年，外院胃镜提示"慢性非萎缩性胃窦炎伴糜烂"，幽门螺杆菌（＋），舌质红，苔黄腻，脉弦。处方：藿香9g，紫苏梗9g，香附6g，高良姜4g，半夏12g，黄芩3g，干姜3g，炙甘草4g，党参12g，黄连5g，陈皮9g，枇杷叶15g，益智仁5g，连翘6g，蒲公英18g。7剂，水煎服，日1剂，分3次温服。忌生冷、不易消化食物。

二诊时患者病史同前，偶有胸痛，前方加丹参12g，檀香4g，砂仁3g（后下）。共用14剂，胃部不适明显改善，胸痛缓解，诸证已平。

**按语**

晋师认为半夏泻心汤证病机较为复杂，总结为寒热错杂，中虚热结，在临床辨证过程中应紧抓辨证要点，紧扣病机。临床常见胃痞之证，多非单一因素所致，往往虚实寒热相互兼夹，医者在辨证论治过程中应从整体出发、多方位考虑，切勿顾此失彼、遗漏要证，如此才能辨证精准、准确施治。

## • 治疗脾胃病配伍用药经验 •

升降出入是人体生命活动的基本形式，脾胃同居中焦，是人体升降的枢纽，升则上输于心肺，降则下归于肝肾。脾主运化，胃主受纳，脾主升清，胃主降浊。脾升胃降的生理功能失调而导致的病理特性是"食、水、气分解不开"，食浊郁滞，气机壅塞，从而出现呃逆，心下痞满，胃脘痛，呕恶，泛酸，嘈杂，反胃，腹胀，腹痛，便秘等症状。

脾属脏阴，喜燥恶湿；胃为腑阳，喜湿恶燥。偏于脾虚者，宜用芳香温燥之品，如炒苍白术、炒薏苡仁、砂仁、豆蔻、焦神曲等。晋师强调，脾湿非温不化，应慎用苦寒。偏于胃不和者，宜用理气降逆等药，如厚朴、枳壳、紫苏梗、香附、陈皮、藿香、广木香等。由于胃喜滋润，以上理气降逆之品皆香燥，应配伍甘寒润胃，宜佐用苦寒不甚的黄芩及甘寒润胃的石斛、麦冬、白芍、焦山楂等。

### 1. 益智仁配连翘

益智仁味辛，性温，无毒，入脾、胃、肾三经。暖肾温脾止泄，主遗精虚漏，小便余沥，益气安神，和中止呕，去皮，盐炒用。益智辛温，善逐脾胃之寒邪，而土得所胜，则肾水无相克之虞（《雷公炮制药性解》）。治客寒犯胃，和中益气，及人多唾（李杲）。连翘（翘根）味苦，性凉，入足太阴脾、足太阳膀胱经。清丁火而退热，利壬水而泻湿。仲景用以治瘀热在里，身将发黄，取其能导引湿热下行也（《医学衷中参西录》）。两药配伍，一阴一阳，阴阳协调；一寒一温，寒热并施；一补一泄，补泄兼顾，达阳而能和阴，益气调中，用于寒热夹杂气滞，迁延不愈之胃痛腹胀甚效。

## 2. 紫苏梗配生麦芽

紫苏梗气味辛、微温，无毒。主下气，杀谷除饮食，辟口臭，去邪毒，辟恶气，久服通神明，轻身耐老。紫苏气微温，禀天之春气而入肝，杀谷除饮食者，气温达肝，肝疏畅而脾亦健运也。辟口臭，去邪毒，辟恶气者，辛中带香，香为天地之正气，香能胜臭，即能解毒，即能胜邪也。其梗下气宽胀，治噎膈，反胃，止心痛（《神农本草经读》）。

麦芽味咸，气温，无毒。入脾、胃二经。尤化米食，消痰亦效，生用善疏肝气（《本草新编》）。陈修园曰：凡物逢春萌芽而渐生长，今取干谷透发其芽，更能达木气以制化脾土，故能消导米谷积滞。而麦春长夏成，尤得木火之气，凡怫郁致成膨胀等症，用之最妙。人但知其消谷，不知其疏肝，是犹称骥以力也（《陈修园医学全书》）。

脾胃病，性情抑郁、急躁所致者不少，或肝气郁结，肝失条达，肝气横逆，犯胃侮脾，或脾虚肝旺，土虚木乘等，均可致肝胃不和、肝脾不调之证，多见脘胀胁痛，嗳气泛酸，食欲不振，大便溏泄，腹中鸣响等，此时，晋师以健脾为主，佐以紫苏梗、生麦芽，肝木既疏，土安脾健。

## 3. 丹参配檀香

盖胃为多气多血之腑，气病、血病易见，气病及血，气滞血瘀，脉道不利，或胀或痛。而瘀血不除则新血不生，故患者又可见面色无华，乏力短气，脉细等气血失于充养之象。晋师取丹参饮之意，丹参苦平微寒，专入血分，内达脏腑而化瘀滞，外利关节而通脉络，具宣通运行之效，降而行血，去滞生新，活血定痛；檀香味辛芳香，善入气分，行气宽中，醒脾开胃，散寒止痛，"行气中血滞"而兼能活血通络，《本草备要》称其"调脾胃，利胸膈，为理气要药"。

两药合伍，气血双调，活血行气，通络止痛力强，主要用于瘀血阻络之胃痛，对肝郁气滞之胁痛，以柴胡疏肝散配用丹参、檀香、佛手等，止痛效佳。此外，对气虚血瘀之萎缩性胃炎及其癌前病变，又加用党参、黄芪、白术等以益气活血，行气止痛，消胀除痞。况丹参兼具养血之功，如《妇人明理论》称："一味丹参，功同四物"，若再伍以当归、枸杞子等，则能益气养血，祛瘀生新，而收标本兼顾之治。

### 4. 蒲公英配蚕沙

蒲公英为常用的清热解毒类中药，始载于唐《新修本草》，其味苦、甘，性寒，归肝、胃经，具清热解毒、消肿散结和利尿通淋之功效。《本草新编》云："蒲公英，至贱而有大功，惜世人不知用之。用白虎汤以泻火，未免太伤胃气，盖胃中之火盛，由于胃中土衰也，泻火而土愈衰矣，故用白虎汤以泻胃火，乃一时之权宜。蒲公英亦泻胃火之药，但其气甚平，既能泻火，又不损土，可以长服久服而无碍，但其泻火之力甚微，必须多用为一两，少亦五六钱，始可散邪辅正耳。"蒲公英味甘苦寒，苦寒泄热，甘寒养阴，用之苦泄而不伤正，清胃热而不伤胃阴，胃体可安，其能自行。晋师认为若糟粕不能及时排出体外，易导致郁久化热，故在治疗便秘时，除了脾胃虚寒、气虚较重者，其余诸证均重用蒲公英至30g以清热缓泻通便。

蚕沙味辛、甘，性微温，入肝、脾、胃经，以晚蚕沙为佳。既能祛风除湿、舒筋定痛，用于治疗风湿痹痛、肢节不随、腰膝冷痛，或湿阻经络、一身重痛，以及头风头痛、皮肤瘙痒、隐疹等症，又能和胃化湿、化浊，用于治疗湿浊内阻所引起霍乱吐泻、转筋腹痛等症。晋师临证处方，习惯两者并伍，为治疗肠郁便秘对药。《温病条辨》曰："湿温久羁，三焦弥漫，神昏窍阻，少腹硬满，大便不下，宣清导浊汤主之"，此湿久郁结于下焦气分，闭塞不通之象，晚蚕沙化浊中清气，大凡肉体未有死而不腐者，蚕则僵而不腐，得清气之纯粹者也，故其粪不臭不变色，得蚕之纯清，虽走浊道而清气独全，既能下走少腹之浊部，又能化浊湿而使之归清，以己之正，正人之不正也，用晚者，本年再生之蚕，取其生化最速也。二者伍用，以蒲公英解郁热，以晚蚕沙走浊道，确有良效。

青囊传薪 | 医论医话

　　余祖籍河南许昌鄢陵也，许昌鄢陵乃历史名地，《左传》中郑伯克段于鄢、晋楚鄢陵之战、唐雎不辱使命等著名历史事件皆出于此；彭祖寿高八百，许由"洗耳恭听"，亦隐居躬耕于此。许昌鄢陵地处华北平原腹地，四季分明，属亚热带季风气候，四序草木葳蕤，花开旖旎，环境宜人，富氧山水，被誉为"中国花木之乡"。许昌鄢陵自古人杰地灵、民风淳朴、民俗浓郁，尊老爱幼、扶贫救弱理念成风，长生之术发扬光大，人们普遍长寿，老人百岁高寿乃是常态，故又被誉为"中国长寿之乡"。

　　我生于20世纪60年代初的农家，彼时"三年困难时期"的余波尚未散去，衣食仍很欠缺。但我是家中老幺，且母亲46岁得幼子，我一直受到父母及哥姐的宠爱，被视为珍宝，没受太多的苦。自己虽不天资聪颖，但亦勤奋，自识"笨鸟先飞，勤能补拙"。我在村中晋门学校读小学和初中，那时成绩一直名列前茅。高中顺利考入鄢陵县完全中学，这是我第一次走进县城，第一次看到县城小火车。我犹记得，学校第一次组织看的电影是《大浪淘沙》，电影通过主人公靳恭绶的经历，展现了那个时代的风云变幻，时刻提醒我在面对困难和挑战时，要有坚持不懈的精神，奋勇向前，这样才能在人生的道路上走得更远。我的高中阶段就是在这样的精神引领下，不弃微末，不舍寸功，多次被评为校"三好生"。1982年，我的高考成绩优异，受家乡人"学医可治病救人，积德行善""中医能养老"等思想的熏陶，立志学中医，并顺利就读河南中医学院（现河南中医药大学）中医系。在校五年，受教于李振华国医大师、张磊国医大师、孙建芝教授等中医大家，我勤勤恳恳，手不释卷，通过系统的学习掌握了扎实的中医理论知识，树立了中医信念，坚定了文化自信，各门功课均达优良，连年被评为学校"三好学生"。1985年，我成为一名光荣的中国共产党党员，1987年获评"河南省特别优秀毕业生"。自幼受作为军人的长兄影响，我一直有一个军人梦。大学毕业那年，我毅然选择了分配方案中的军校——第三军医大学（现陆军军医大学），从此义无反顾地踏上军医道路。到部队后，我以一名军人的标准严格要求自己，很快转变身份，适应角色，成为一名军医。

可是，经过几年的临床探索，发现自己离一名优秀的中医还比较遥远，为了进一步提高自己，1991年，经过刻苦努力，顺利成为河南中医学院研究生，师从我国著名中西医结合心血管专家孙建芝教授。孙老师是一位临床大家，其功底深厚，辨证精准，用药独到，在河南乃至全国都有较高的声誉。能成为他的弟子，我倍感荣幸和自豪。孙老师影响我最深刻的一句话是"不会看病的医生就不是好医生"，从医40多年来，这句话一直是我秉持的信念。读研阶段除了跟老师学习到治病的本事外，还学习了老师全心全意为人民服务，处处为患者着想，把患者当亲人的精神。通过几年的耳濡目染，除了深得其治病之真传外，老师的一言一行也在我心里深深地埋下了一颗种子——力争自己也能成为老师那样"德艺双馨"的好医生。读研三年，在反复学习老祖宗传承下来的中医药学精华的基础上，做好学习、临床、中医药学研究，传承精华，守正创新。1994年，在以出众的成绩完成学业的同时，还被学校评为"河南省三好学生""河南中医学院优秀共产党员"。学成归来，我的临床疗效已有显著提高，知名度也小有提升，许多就诊者慕名而来。

人生漫漫，学无止境。为了把所学的理论与实践进行深层次的结合与提升，1997年我有幸成为军中"国医名师"戴裕光教授的开门弟子。跟师三年，吃住都在大坪医院，白天跟师出诊，或者独自出诊，晚上整理医案或精读中医经典、传统文化书籍，真应了那句"读书百遍其义自见"。一分耕耘一分收获，千禧年的时候，我成功获得全国老中医药专家学术经验继承工作出师证书，再次回到新桥医院时，临床、教学、科研均有了一些造诣，对内、外、妇、儿等各科疾病，甚或是一些疑难杂症和危重患者，均常有惊喜疗效，逐步在同行及患者中得到了较高赞誉。

医术精湛，秉鉴持衡，做能"治好病"的中医，一直是我学中医的初衷。事实上，我也用精醇的医术不负中医之美，用自己的行动践行着对中医药的传承与热爱。2001年，晋升副主任医师、副教授；2002年，获评"重庆市首届优秀青年中医"；2006年顺利考入中国人民解放军总医院（简称301医院）的"全军中医师承研究生"，成为全军仅有的八人之一。

在301医院深造期间，我从不懈怠，模范带头，顺利完成学位课，获得了博士学位，并受到"嘉奖"。随后，我带着满满的收获又再次回到新桥医院，带领中医科向更高的水平发展，努力提高中医科综合诊疗技术，科室临床诊疗能力及社会声誉不断提高。中医科由一个名不见经传的小科室，成为重庆市中医重点建设专科。我也在此期间获得了"第二届重庆市名中医""全国百名杰出青年中医""全国康复保健优秀人才"，并被聘为"中央军委保健专家""重庆市委保健专家"等。我已然从跟师学生蜕变成带徒教学的指导老师，并于2011年顺利晋升教授、主任医师，个人门诊量一度达到全院门诊量的三十分之一，个人挂号难度位于重庆市前列。许多疑难杂症患者经过我的精心调理和治疗，得以康复，这也让我个人及所带团队成为医院的一张"靓丽名片"。迄今为止，我被评为"重庆市民推荐十佳好医生"，并荣幸进入"胡润中国好医生榜"，先后荣获个人"三等功"两次，嘉奖十余次，多次被评为优秀共产党员、优秀党务工作者、优秀教师等，入选首届"感动重庆医者仁心奖""重庆市322重点人才工程"

"重庆市学术技术带头人（中医内科）"等。

从医数十年，我也真正做到了"学以致用"。除了潜心钻研前人的医术精华之外，我也将学到的知识同临床实际结合，带领团队不断探索，持续创新，对中医及中国文化渐有独特感悟，提出"水、湿、痰、饮异形同类""土壤理论""给邪找出路""木耳理论"等，同时就如何做一名好中医，提出"德艺双馨，德字在先""继承创新，继承为本""治病疗疾，重在中和"等，把自己的领悟编为《晋献春青囊传薪系列丛书》，以求对同行及来者有所启发和帮助，亦求通过青囊传薪传承中医，发展中医。

精准诊断和有效治疗是中医学的关键。与中医结缘三十余载，经过反复的教学、临床、科研，关于如何成为一名好中医，我大抵梳理出以下几种必备特质。

第一，勤奋努力。所谓"笨鸟先飞，勤能补拙"，只有付出比别人多的精力、时间，才能达到既定的理想目标。古人云"业精于勤荒于嬉，行成于思毁于随"。业精于勤体现在"恒"，岳美中老先生曾作《无恒难以做医生》。"学而不思则罔"，重在思。如在冠心病的治疗中，根据张仲景对胸痹病机概括为"阳微阴弦"，阳微即心肾阳虚等，阴弦多为痰饮、瘀血、气滞等，尤以痰饮为主，治疗当以扶正祛邪，扶正以温通心肾阳气为主，祛邪以化痰逐饮，活血理气为主。同时感悟冠状动脉粥样硬化之"粥样硬化"类似痰，所以冠心病的治疗应以化湿祛痰为主。从张仲景治疗胸痹之方来看，瓜蒌薤白剂为主方，该类方即以化痰通阳为主，很少用活血祛瘀剂，更说明胸痹之治疗，化痰逐饮是第一要务。成为好中医除了勤奋刻苦外，尚需多思、多想。年轻时记忆力强，应以背诵为主（如经典名言、方剂、药性等），只有年轻时不断积累才有后来的厚积薄发。中年以后记忆力下降，但理解和分析能力增强，就应带着问题去学，如临证遇到疑难病例，自感疑惑或者无解时，就该博览群书，带着问题找答案。常言"书山有路勤为径，学海无涯苦作舟"。我认为应将后一句改为"学海无涯甘作舟"。只有将学习当作一件快乐的事，才能有助于自己取得进步。岳美中老先生曾说"成学问要具备三个条件，一是天资，二是勤奋，三是良师益友"。

第二，喜读书、会读书。我认为要学习中医，应遵循一精（精读）、二泛（泛读）、三复（复读）、四选（选读）的原则。所谓精读是一种深入分析和理解文本的方法，旨在通过仔细阅读和思考分析，深刻理解文章的主题和作者的意图。我认为中医需要精读的除四大经典外，在后世有重要影响的著作，也应列入精读范围，如《脾胃论》《温病条辨》《温热经纬》《血证论》《丹溪心法》《傅青主女科》《医宗金鉴》，等等。书籍之魅力，在于其透过百年烟云，直指当下，适逢灵感乍现，对自己的成长大有裨益。列入精读的书籍，一定要自己买书以便在书上批注，或把突有的感悟记录在书上。精读的书籍，部分内容或全部内容要达到张口即来，目即成诵。所谓泛读，顾名思义，是指广泛地阅读、泛泛地阅读。泛读的范围不应局限于医书，与东方（中国）文化相关的均可涉及。复读即多次重复地阅读，这里包括精读书籍，自己及很多医家认为的重要文章、书籍，要反复阅读，常言"读书百遍，其义自见"。选读即选择性地阅读，人生短，难周全，人之精力有限，要想在有限的生命里阅读完所有的书籍根本不可能，尤其是现在这个信息爆炸的时代，文章书籍亦是爆发性增长，要读书一定要学会选读，而选读首先要看书之前言、序、跋、后记等说明性辅文，从中大概窥知该书是否可读。将要读的书买来，在读书的过程中有批有注加深记忆，为以后复读奠定基础，同时，将读书时的灵光一现记录下来。中医学与中华文化息息相关，中医药学是"打开中华文明宝库的钥匙"，作为中医工作者，一定要有书香气的熏陶，时时要问自己，书读够了没有。还有，要读一些小书的单行册，这些书一般多为独门绝活或祖传之经验结晶，在古代多为传内不传外、传子不传女的秘密之书，有很重要的借鉴性、使用性。

第三，勤于临床。常言"熟读王叔和，不如临症多"，中医要多临床、勤临床，只有临床才能验证理论，积累素材，不断提高临床疗效。同时要沉得下来，青年中医刚开始可能患者少，疗效不够理想，容易丧失对中医的信心，要守得住阵地，耐得住寂寞，要将屁股坐热，患者只认"疗效"。好多中医院校的毕业生选择改行大多是在此阶段出了问题，有的疗效差失去了信心，进而怀疑中医，甚者开始反对中医，实则不是中医不行，而是学中医的人不行。因此学好中医首先要树立文化自信，坚信中医不仅能治病，而且能治重病、杂病、大病，治他医治不了的病。

第四，认真跟师。跟师非常重要，现在中医培养除院校培养外，师承也成为一个重要的培养途径。自己有幸拜河南名医孙建芝教授、军内名医戴裕光教授为师。门诊接诊、巡诊查房、学习实践、病例讨论等学践式跟师，潜心学习，反复临摹，受益匪浅，终有学成。有一朋友跟随国内名医半年余，认为该名医治病就以两张方加减，没啥学头。实则不然，这两张方子是该名医多年经验的结晶，里面大有乾坤，不然也不可能成为国内名医、医中圣手。

第五，广泛交流。"三人行必有我师"，多向他人学习交流，拓宽视野，提高水平，服务临床。如在一次交流中，某医者说山茱萸止脱止汗效果神奇，后在临床辨证的基础上使用该药，证明其言不虚。又如在与一中医药理学家交谈中，他说香薷的化学分子式与"来苏"非常相似，香薷应该对胃的致病菌有效，后在临床辨证的基础上对胃部幽门螺杆菌感染患者使用香薷，临床疗效显著提高。再如在与同行的交流中谈及药房中的桑叶多为嫩桑叶而非霜桑叶，但清肺润燥时需用霜桑叶，不知如何是好，同行说"可以将桑叶放在冰箱中霜冻一下亦可达到霜桑叶的疗效"，后来在临床中运用冰冻桑叶，其效真如"霜桑叶"。广泛交流不局限于医学，与中国文化有关的均可交流，如从儒、道、释到文学、艺术、天文、地理等。在交流过程中不断受到启发、获得灵感，提升自己，惠及患者。

第六，善于感悟。在中医的思维方法中，有"顿悟"之说，也经常有人说，学中医、用中医都需要有悟性，其实就是自己读书、临证、跟师的体会及感悟，就是不断在临床实践中进行一次次学术的升华。从医三十余年来的体会，确实如此。要成为一名好中医，要善于联想、推演，以悟中医药至深之道。临床亦深有感悟，如接诊多例因肺炎、手术或外伤致肺不张的幼儿或少年，西医治疗无效，求助于我，我分析病情，肺与大肠相表里，患儿数日大便不通或通而不畅，肺如气球，便滞如球塞，球塞一去，气行则肺复张，后用此理，用通大便之法则肺复张而痊愈。再如抽动症为儿童多发病，动则如风，动之部位多牵扯于目、唇及四肢肌肉，中医认为肝开窍于目，在气为风，唇及四肢肌肉为脾所主，由此推测抽动症与肝、脾有关，临床以此为依据遣方用药，疗效有了明显提高。又如不孕症的治疗，我认为怀小孩与种庄稼一个道理，种庄稼首先应平整土地，施足底肥，优选种子。那么女方需要调补气血，调理月经，将子宫内膜及卵巢功能调至最佳状态；同时优选种子，男方要生活规律，不熬夜、不伤精，食点枸杞子以子生子，提高男子精子的活力，降低精子畸形率。只要男女双方共同注意调理，种子不难。

第七，以德为先。要成为一个好中医，要德艺双馨，且以德为先。中医是中国文化的一部分，中国文化首先讲"礼"，礼之根本在于德，如果一个医生只有技术但良知缺失，道德丧失，那对患者及社会的伤害可能更大。如果医生能换位思考，将患者作为自己的父母、兄弟姐妹来看待，且有敬畏之心，本着"头上三尺有神明"，就不可能做出缺德之事，医患关系就不可能那样紧张。记得某年的夏天，重庆气温高达40℃，一位近70岁的老婆婆，从市郊前后换车数次，给我背来一背篓嫩玉米，她说："听说你们城里人喜欢吃嫩苞谷，这是自家种的，给你们尝一尝。"原来，这位婆婆的老伴在我这治疗效果很好，发自内心的感谢才有此举动，我也很受感动，回赠婆婆一份茶叶，说："非常感谢老人家的信任，拿点茶叶给大爷喝喝。"这件事虽过去约二十年，至今记忆犹新。再如一扩心病患者，一直治疗效果很好，有一天其家属从区县突然送来一面锦旗，说感谢这么多年来的关心和治疗，虽然该患者一般情况平稳，治疗良好，但有一天在河边游走，感受风寒，继之心力衰竭，不治而亡。我听之既感悲伤，患者生活不节而命丧黄泉；又感欣慰，患者虽已病故，但家属仍存感恩之心。这种患者已亡而送锦旗的行动令我非常感动，也更激励我做一名好医生。

第八，同道相羡。常言道"同行是冤家"，同行之间可能因见解不同、利益不同、单位不同等存在一些冲突，但作为一名好中医，要有大度之态，本着一字之师、一方之师、一理之师等，对待同道以羡慕的姿态、求师的姿态，一定能成为一名德行好、艺技精的好中医。

回归中医经典，回归中华传统文化，中医药是中华民族的文化瑰宝，其产生、发展、完善、创新及总结都蕴含着中华传统文化的思想，拓印出华夏智慧。这片文化的沃土培育出经久不衰、源远流长的中医药国粹。我们生于斯长于斯，需要坚守中医原创思维，纠正离宗的传承，继续培植中医创新发展的沃壤。在传承精华、守正创新的过程中，需兼容并蓄，采纳百家，不断培养自己的中医思维，增强自己的文化内涵，实现文化自信、中医药自信，这样我们的中医成长之路才会越来越远，越来越好。

陆军军医大学新桥医院　晋献春

2024 年 3 月 26 日写于家中